喉科秘笈

〔清〕張宗良　吴　氏／著　〔清末至民國〕汪雲祥／修訂抄録　李董男／提要

咽喉秘要全書

〔清〕言立誠／參訂　陳玉狀／提要

杏軒醫案輯録

〔清〕倪　榜　許　璞等／輯　黄　輝　張宇琦／提要

觀頤居醫案

〔清〕葉熙鐸／撰　黄　輝　陶劍生／提要

王　鵬／主編

安徽博物院藏新安孤本珍本醫籍叢刊——第七輯——

二〇二二年度國家古籍整理出版專項經費資助項目

時代出版
时代出版传媒股份有限公司
安徽科学技术出版社

圖書在版編目(CIP)數據

安徽博物院藏新安孤本珍本醫籍叢刊. 第七輯 / 王鵬主編. --合肥：安徽科學技術出版社，2023.9
ISBN 978-7-5337-8674-8

Ⅰ.①安… Ⅱ.①王… Ⅲ.①中醫典籍-叢刊 Ⅳ.①R2-5

中國版本圖書館 CIP 數據核字(2022)第 245804 號

ANHUI BOWUYUAN CANG XIN'AN GUBEN ZHENBEN YIJI CONGKAN DIQIJI
安徽博物院藏新安孤本珍本醫籍叢刊・第七輯　　王　鵬　主編

出 版 人：王筱文　　選題策劃：王　宜　　責任編輯：吴萍芝　王　宜
責任校對：汪海燕　　責任印製：梁東兵　　裝幀設計：王　艷
出版發行：時代出版傳媒股份有限公司　http://www.press-mart.com
安徽科學技術出版社　http://www.ahstp.net
(合肥市政務文化新區翡翠路 1118 號出版傳媒廣場，郵編：230071)
電話：(0551)63533330
印　　製：安徽新華印刷股份有限公司　電話：(0551)65859178
(如發現印裝質量問題，影響閱讀，請與印刷廠商聯繫調换)

開本：787×1092　1/16　　印張：43.5　　字數：870 千
版次：2023 年 9 月第 1 版　　2023 年 9 月第 1 次印刷

ISBN 978-7-5337-8674-8　　定價：880.00 元

《安徽博物院藏新安孤本珍本醫籍叢刊》編纂委員會

主　任　雷修佛

副主任　徐大珍　鄭道春　卞　堅　季　永

主　編　王　鵬

副主編　黃　輝　張　雷　卜菲菲

編　委　（按姓氏筆畫排序）

卜菲菲　王　瑞　王　鵬　李董男　何　玲

周　媛　姜岱品　郭錦晨　陳玉狀　張　雷

黃　輝　葉　紅　趙　黎　鄧　勇　劉華偉

魏　珺　魏夢菊　羅夢曦　譚　輝

前言

中醫藥學源遠流長，在其漫長的歷史發展進程中，湧現出大批著名醫家，他們在學術上各領風騷，形成了衆多的醫學流派。不同流派的爭鳴與滲透、交流與融合，促進了中醫藥學術的不斷進步和臨床療效的不斷提高。各家中醫學術流派薪火相承，後浪推前浪，鑄就了中醫藥學發展史上一道道靚麗的風景綫。

九州方隅，風物萬千，心得各有見長，傳習日久，漸成衆多地域醫學流派。地域醫學流派是對某一特定地域醫家學術特徵的整體概括，凸顯了中醫藥學辨證論治的原則性、多樣性和靈活性。『天下明醫出新安』。安徽自古物寶文華，人傑地靈，是歷史上名醫輩出的地方，『南新安、北華佗』的原生態傳統醫學文化獨具特色和優勢，尤其是源自古徽州的新安醫學，以其鮮明的地域特色、厚重的傳統底蘊、突出的學術成就、深遠的歷史影響，在我國地域醫學流派中獨樹一幟。作為徽文化五大要素之一的新安醫學，儒醫輩出、世醫不絕，文獻宏富、名著林立，創新發明、學說紛呈，特色鮮明，影響深遠，傳承至今，經久不衰，是公認的綜合性地域醫學流派的典型代表。

中華人民共和國成立以來，學術界一直十分重視新安醫學文獻的整理與研究，以安徽學者群體為核心，聯合國內其他地區學者，針對新安醫學古籍文獻開展了一系列卓有成效的研究工作，在文獻校注整理、醫家醫籍考證、名家學術思想研究等領域，取得了眾多代表性成果，一批重要的新安醫籍文獻得以整理出版，為傳承發展新安醫學學術、弘揚優秀傳統文化做出了重要貢獻。但時至今日，仍然有大量重要新安醫籍未曾進行過系統整理和出版，不能不說是一種遺憾。為有效彌補既往古籍整理研究的不足，不斷完善新安醫學醫籍體系，進一步促進對新安醫家學術思想的深入研究，安徽中醫藥大學組建了專門的整理研究團隊，有計畫、分批次地開展了新安醫學孤本珍本醫籍文獻的整理工作。

《安徽博物院藏新安孤本珍本醫籍叢刊》共選取二十三種安徽博物院所藏且未整理的具有重要學術和實踐應用價值的新安孤本珍本醫籍，包括中醫綜合類文獻三種、溫病類文獻二種、方書類文獻四種、外傷科類文獻四種、婦科類文獻一種、兒科類文獻四種、喉科類文獻二種、醫案類文獻三種，以保留原貌的影印形式出版，旨在搶救性整理這些瀕佚的新安孤本珍本醫籍；同時，為每部著作撰寫內容提要，從作者、成書經歷、版本、基本內容與構成、引用文獻、學術特色等方面，總結並展現各醫籍的新安醫學特色及對後世中醫藥學術傳承與發展的影響。

選入《安徽博物院藏新安孤本珍本醫籍叢刊》的古籍文獻基本資訊如下：

《瘟疫論補注》，二卷，清代新安醫家楊啟甲撰，是一部注解明代醫家吴又可《瘟疫論》的著作。本書原稿撰成於清道光二十年（一八四〇），於清道光二十一年（一八四一）由黄宗桀刻板印刷。現存刻本，系孤本，藏於安徽博物院。《中國中醫古籍總目》失收。

《瘟疫論詳辯》，一卷，清代新安醫家瑩君溥抄録，經考證，内容取自清代醫家戴天章《廣瘟疫論》。現存一種抄本，抄成年代不詳，藏於安徽博物院。《中國中醫古籍總目》失收。

《汪氏家藏奇效書》，不分卷，清代新安醫家汪渭陽撰，是一部收載治療瘡癰腫毒方書的著作。原題汪渭陽撰，因第二册文中有言『會吾兄渭陽，不可盡吐心腹』『凡遇吾兄渭陽，寧可裝呆請教，幸勿説我好書』，故推測此書作者除汪渭陽外，可能還有其弟汪渭川。現存一種民國抄本，抄成年代不詳，藏於安徽博物院。《中國中醫古籍總目》失收。

《汪氏擬方》，一卷，清代新安醫家汪文譽撰，是一部綜合類醫著。現存一種抄本，抄成年代不詳，藏於安徽博物院。經考證，該抄本實為《濟世良方》節抄本，主要節抄了原書外感和内科雜病部分内容。

《古方選注》，一卷，清代新安醫家方成垣撰，闡述了十三首汗劑與五首吐劑的遺方用藥機理，同時記録了古籍先賢對所載方劑的有關論述。現存一種清代抄本，抄成年代不詳，系孤本，藏於安徽博物院。《中國中醫古籍總目》失收。

《吴氏家傳痰火七十二方》，一卷，清代新安醫家吴起甫撰，是一部專研痰火證治的著作。現存一種民國抄本，抄於民國元年（一九一二），系孤本，藏於安徽博物院。《中國中醫古籍總目》失收。

《驗方秘録》，不分卷，清代新安醫家謝奕卿撰，是一部彙集實效驗方的著作。現存一種清代抄本，抄成年代不詳，藏於安徽博物院。《中國中醫古籍總目》失收。

《醫階》，不分卷，清末至民國方志學家、詩人、書法家、文物鑒賞家許承堯撰，是一部以摘録中醫醫論和臨證治療為主要內容、以學醫筆記為主要形式的著作。本書原稿撰成於清光緒二十七年（一九〇一），未曾出版刊行。現存稿本，系孤本，藏於安徽博物院。《中國中醫古籍總目》失收。

《臨症一得》，不分卷，清末至民國新安醫家葉仲賢撰，是一部記録其臨證心得的著作。現存一種抄本，系孤本，抄成時間不詳，藏於安徽博物院。《中國中醫古籍總目》失收。

《摘選外科雜症》《外科症治神方》，均不分卷，清代新安醫家程耀明輯，均為收録中醫外科治療方藥的著作。現各存一種抄本，抄成年代不詳，均藏於安徽博物院。《中國中醫古籍總目》失收。

《傷科》，不分卷，清代新安醫家程培撰，是一部輯録傷科疾病治療方法的著作。本書現存清光緒元年（一八七五）松茂室抄本，系孤本，藏於安徽博物院。《中國中醫古籍總目》失收。

《傷科秘方》，不分卷，清代新安醫家安文、定文輯，是一部關於記述外傷證治的著作。現存一種民國抄本，抄成時間不詳，藏於安徽博物院。《中國中醫古籍總目》失收。

《女科集要》，一卷，清代新安醫家程文囿撰，是一部主要記述婦科證治的著作。本書前半部分『望色』『聆音』『辨脈』內容可見於《醫述》第二卷『醫學溯源』，後半部分內容見於《醫述》第十三卷『女科原旨』。現存一種抄本，抄録時間不詳，後補配清嘉慶九年（一八〇四）刻本《產科心法》，藏於安徽博物院。《中國中醫古籍總目》失收。

《汪弢廬先生手集小兒方藥》，一卷，清代新安醫家汪宗沂撰，是一部專研小兒證治的醫著。本書現存清代稿本，系孤本，據考證當為汪氏手書稿本，具有較高的文獻學和版本學價值，藏於安徽博物院。《中國中醫古籍總目》失收。

《兒科藥方》，一卷，清末至民國新安醫家胡永康撰，是一部專門記述小兒證治的醫著。現存民國時期稿本，系孤本，藏於安徽博物院。《中國中醫古籍總目》失收。

《痘疹集成》，一卷，清代新安醫家程坤錫著，是一部論述痘疹病因病機及治療的醫著。現存抄本，系孤本，藏於安徽博物院。《中國中醫古籍總目》失收。

《麻證秘訣》，一卷，清末至民國新安醫家胡永康撰，是一部專門記述麻疹的醫著。現存清光緒十一年（一八八五）稿本，系孤本，藏於安徽博物院。《中國中醫古籍總目》失收。

《喉科秘笈》，一卷，清代張宗良、吴氏原著，清末至民國新安醫家汪雲祥修訂抄録，是一部喉科著作。現存一種抄本，抄成年代不詳，藏於安徽博物院。《中國中醫古籍總目》失收。此書乃《咽喉秘集》的一個抄本。《咽喉秘集》現存最早刻本為清同治元年（一八六二）潘仕成海山仙館初刻本，乃重刊《驗方新編》時附録《咽喉秘集》於内；清代張紹棠味古齋光緒九年（一八八三）刻本點校頗精，流傳甚廣。另存有清代及近代多種刊本。

《咽喉秘要全書》，一卷，清代新安醫家言立誠參訂，是一部關於咽喉科疾病辨證施治的經驗集。現存清宣統二年（一九一〇）抄本，藏於安徽博物院。本書内容經考證為清乾隆年間《咽喉經驗秘傳》（蘇州人程永培校刊）的抄本。

《杏軒醫案輯録》，不分卷，清代新安醫家程杏軒原撰，其弟子倪榜、許璞等輯録。現存一種民國抄本，抄録者、抄録年份不詳，藏於安徽博物院。《中國中醫古籍總目》失收。

《觀頤居醫案》，不分卷，清代新安醫家葉熙鐸撰，是一部記録臨床經驗的醫案著作。現存一種民國抄本，系孤本，抄録者、抄録年份不詳，藏於安徽博物院。《中國中醫古籍總目》失收。

《紅樹山莊醫案》，十二卷，清代新安醫家葉昶撰，成書於清鹹豐十一年（一八六一），是一部記録臨床經驗的醫案著作。現存清代趙詠抄本，藏於安徽博物院、中山大學圖書館。《中國中醫古籍總目》收載，但未録安徽博物院亦藏此書。

《安徽博物院藏新安孤本珍本醫籍叢刊》的整理出版工作，在安徽博物院和安徽科學技術出版社的大力支持下，成功獲批二〇二二年度國家古籍整理出版專項經費資助項目。安徽科學技術出版社長期從事中醫藥古籍的整理出版工作，並將新安醫學古籍整理研究作為重點圖書板塊加以打造，多年來出版了一系列學術水準高、業界影響大的新安醫學古籍整理和研究類圖書，積累了豐富的中醫藥古籍和新安醫學古籍整理經驗，為本次《安徽博物院藏新安孤本珍本醫籍叢刊》整理出版工作的順利實施提供了強有力的組織和技術保證，確保了本次整理專案的順利開展和按期完成。在此，謹對安徽博物院、安徽科學技術出版社及參加本項目整理出版工作的同道致以衷心的感謝。

新安醫學的當代價值正是體現在它實用的、不斷創新的、至今仍造福於民眾的知識體系中，而新安醫學古籍文獻則是這些知識體系的載體，是彌足珍貴的文化遺產。本次影印整理出版的《安徽博物院藏新安孤本珍本醫籍叢刊》，以具有重要實用價值的新安醫籍孤本珍本文獻為整理對象，均與臨床實踐密切相關，能夠更直接地用以指導臨床實踐工作，豐富現有的臨床辨證論治體系，促進中醫醫療水準的提高。我們衷心地期望，通過本套叢刊的出版，能夠更有效地保護並展示得到廣泛認同、可供交流、原汁原味的新安醫籍珍貴文獻，同時對弘揚徽文化、發掘新安醫學學術精華、傳承發展中醫藥事業有所裨益。

王　鵬

二〇二二年八月十八日

目録

喉科秘笈

提要　李董男

安徽博物院藏新安孤本珍本醫籍叢刊

第七輯

内容提要

《喉科秘笈》，一卷，清張宗良、吴氏原著，清末至民國時期歙縣醫家汪雲祥修訂抄録，是一部喉科著作。

一、作者與成書經歷

張宗良，字留仙，雲間（今屬上海）世醫，生卒年不詳。《喉科指掌》彭啟豐序云：『吾郡留仙張先生，素精醫理，其於咽喉究心益深且久，采輯成方，參以己見，條例詳細，裒集成編。自神氣、脈理，以及色之青紅紫白，音之高下沉浮，皆有注釋，了然指掌，較荅列眉，合諸所治之症，如燈取影，百無一失，真濟厄之慈航，拯危之寶筏，其所經驗取效，蓋不可勝紀。』

吴氏原名不詳，生卒年、籍貫及代表作均無記載。

修訂抄録者汪雲祥，生卒年不詳，清末至民國時期安徽歙縣人。

《喉科秘笈》，原書名《咽喉秘集》，又名《喉科秘集》《喉科秘旨》《喉科要旨》等，不分卷。《咽喉秘集》乃清張宗良《喉科指掌》［初刊於清乾隆二十二年（一七五七）］與吴氏（闕名）著作（成書年代不詳）合編，約刊於道光三十年（一八五〇）。

二、版本

《喉科秘笈》現存抄本，抄成年不詳，現藏於安徽博物院，《中國中醫古籍總目》《新安醫籍考》未載。全本共一册，四眼綫裝，開本尺寸縱二十厘米，横十二點三厘米，無框，正文半葉八行，大字每行十五至十七字，小字雙行字數不定。封面有『歙汪雲祥假鈔』字樣，扉頁有朱書『葉子長書柬』字樣。有圖七十六幅。

此書乃《咽喉秘集》的一個抄本。《咽喉秘集》現存最早刻本為清同治元年（一八六二）潘仕成海山仙館初刻本，乃重刊《驗方新編》時附録《咽喉秘集》於内；清張紹棠味古齋光緒九年（一八八三）刻本點校頗精，流傳甚廣。另存有清代及近代多種刊本，一九五四年錦章書局出版石印本，中華人民共和國成立後有湖南科學技術出版社、中國中醫藥出版社等排印本。

三、基本內容與構成

《喉科秘笈》抄本框架：喉症脈辨，喉症分經，咽喉治法要訣，十六絕症論形，又四絕症，右左兩脈手圖，針穴，咽喉門、乳蛾門、喉痹門、喉風門、喉癰門（標題闕失）、舌門、雜喉門共計七十四症，喉科湯方集（七十二症主治），喉症秘集，喉症計有廿（原抄作『念』）四大症，汪氏秘授丹藥編目。

《咽喉秘集》原刻本框架：總論，喉症分經，咽喉治法要論，四絕症，十六絕形，針刺穴位，吴氏咽喉二十四大症歌訣（現存二十二症），張氏咽喉七十二症治圖說（實為七十四症），附方。每證均附插圖。張宗良《喉科指掌》框架：卷一，咽喉大綱論、喉舌分經說、咽喉看治法總要、十六絕症、又四絕症、右手圖、左手圖、針穴圖；卷二，精選應用諸方、制藥法、爰采應用諸方；卷三到卷六，咽喉門、乳蛾門、喉痹門、喉風門、喉癰門、大舌門、小舌門、雜喉門。《咽喉秘集》刪去《喉科指掌》中的制藥法和部分方劑。

對比抄本與原刻本可知：抄本第一部分『喉症脈辨』，節選《咽喉秘集》『總論』，『紫色不腫而爛者風伏寒也』以下；『咽喉治法要訣』僅選取原書『咽喉治法要論』最後一段張氏說四條；『十六絕症論形』對原書『十六絕形』順序做了調整。繪製了脈圖二幅；保留了張氏咽喉七十二症治圖說，在『走馬牙疳條』後補入疳症應用方五首，包括犀角湯、蘆薈清疳飲、冰硼散、人中白散加犀牛黄珍珠粉、茯苓粥，並云『以上之方見《金鑒》』；『喉科湯方集』中刪去了知柏地黄丸，在涼膈散下指出『硝黄二味乃瀉藥宜酌用』；『喉症秘集』乃采原書『總論』『咽喉治法要論』部分内容而成；『喉症計有廿四大症』為原書『吴氏咽喉二十四大症歌訣』；『汪氏秘授丹藥編目』，首列原書吴氏外用藥，以十二地支排列，冠以『月黄用水龍金織聖經鬱雪生』十二字，之後收載原書青金錠、鎖匙散、玉鎖匙、綠袍散、喉蛾穿方及又方、牙宣出血方、通閉散、走馬牙疳方、附煎方、穿蛾方、喉蛾方、附漱口方、回雪、品雪、吕雪、治喉風喉痹喉蛾等症喉科第一要藥、又第二方、喉風方共十九方，另補入加味水晶丹、玉鎖匙（此兩者為潘薌穀方）、外拔異功散、新八將、小兒急慢驚風單方共五方。

《喉科秘笈》抄本的主要改動有以下四个方面：一是調整框架，將張宗良學術内容集中於抄本前半部分，吴氏學術内容集中於抄本後半部分；二是重組内容，將『總論』與『咽喉治法要論』重新組合，拆成『喉症脈辨』『喉症秘集』兩篇；三是刪補方劑，刪去知柏地黄丸，補入犀角湯、加味水晶丹等共計十方；四是改動文字，抄本與刻本在文字上有較多出入，尤其在方劑組成等處有大量刪節，亦補入了抄者的部分臨床經驗。

四、引用文獻

《喉科秘笈》系清代張宗良（留仙）《喉科指掌》與吴氏著作合編修訂而成，汪雲祥修訂抄録時又補入了《醫宗金鑒》等書的部分方劑。

五、學術特色

此書強調喉科病證當四診合參，尤重脈診，需分經辨證論治，列舉咽喉諸病診斷、治法要點，注意危重證治療，附有喉科常用的内服和外用方藥。其主要學術特點可概括為以下幾個方面。

（一）歸納喉科大綱

此書歸納了咽喉的生理、病理、病位、脈法、望診、治法、針穴和預後等綱要内容，每症均首示其圖，然後詳述其病因、證候、治法、方藥及加減法，總結了清代以前喉科證治經驗，亦凝練了幾位著者和修訂抄録者的臨床體會。

（二）重視四診合參

本書認為喉科證治當四診合參，尤重脈診。張宗良指出，證有『風火寒濕毒虛象，類推之可也』（抄本『喉症脈辨』)，論述了各類咽喉病變特點及脈象，指出面對病情複雜的患者，更應『先視其脈之輕重，而後看其患處』(抄本『喉症秘集』)。診斷不清不可用藥，如『夜晚看症，切要細心，藥用六味湯，天明再加減，行經為主』(抄本『咽喉治法要訣』)。

(三)分經辨證論治

本書指出喉部宜分經論治，曰『喉有二孔：左為咽屬胃，納食之關；右為喉屬肺，納氣之關。口內上齶屬(闕「胃」)陰，下齶屬脾陽。舌之中屬心，四圍屬脾，舌根亦屬心。小舌又名帝(蒂)丁屬胃。喉之左右、舌根屬肝，外兩耳垂下亦屬肝……喉癰地位屬肝，再連內寸許，或爛或腫，俱屬脾胃火毒之症，結毒亦有之，但兩關脈浮者非結毒也，沉者為真。此乃分(闕「經」)之大略，再考圖形便悉』(抄本『喉症分經』)。此外，抄本『十六絕症論形』『又四絕症』『喉症秘集』等篇，對喉科危重證、死證、預後、用藥及刀針等亦有概括，指出『大抵風熱者十之七，火症十之三，寒證十無一二也』(抄本『喉症秘集』)。

(四)列八門七十四症

張宗良以『圖說』為重點，將喉科病證分為八門七十四症，圖文結合闡釋各證的症狀、脈象、病因、病機和治法，治法包括內治、外治、針刺等。對於喉科病證急性期，本書首推針刺，有二十二症采用針刺治療。張宗良創用『六味湯』方，用於六十三種喉科病證，藥用桔梗、生甘草、薄荷、防風、荊芥穗、僵蠶，一切喉科病證『不論紅白，初起時服一劑』（刻本作『初起漱一服』）。

（五）創制二十二證歌訣

吴氏采用『歌訣』形式，闡釋了喉痹、纏喉風、單乳蛾、喉癰、牙疔等喉科常見病證的病因、病機、病位、症狀、治法等。吴氏善用外治法，主要采用十二地支吹藥和針刀法，其創制的玉鎖匙、通閉散（亦稱通關散）、回雪方等方藥廣泛流傳，但未列出各證内治方藥。如木舌『吹申藥，看患色紫處，用小刀點之出惡血，後吹子藥』；重舌『用申藥吹之，不退再用戌藥』。

（六）補充喉科方劑

汪雲祥修訂抄録時，補入了十首方劑，其中『加味水晶丹』乃『歙西澄塘蘇轂先生秘傳』，方用硼砂、朱砂、山豆根、元明粉、青黛、牙皂角加梅片製成，為『喉科最要之藥』，並列出十二種加減法，如『白腐加青魚膽少許』『火盛加熊膽少許』等；亦收載了潘蘇轂『玉鎖匙』方，用蜒蝣、牙皂角二味，乃『開關最要之藥』，『此亦屬潘蘇轂所秘授，後人勿泛視』。同時，在多方後補入炮製、製備、加減等法，如回雪、品雪、呂雪三方『均忌火』，『又第二方』後補入『右藥九味照前方合式收藏聽用』，『治喉風』方後補入蛇蜕『洗淨……研細……加冰片更妙』等。

總体來看，張宗良與吴氏學術特點不同：張宗良將喉症分為七十四症，以六味湯加減作為主要治療方法，配合針刺或其他湯藥，外用藥僅為輔助；吴氏則將喉症分為二十二症，編成歌訣，主要治以子藥、醜藥、寅藥等十二地支吹藥，善用針刀，僅用少量湯方。二人對喉症的命名、因機認識和治法皆不同，互為補充。而汪雲祥修訂抄本，調整了原書框架，增删了部分方劑，補充了部分臨床經驗，亦有可參處。全書分類合理，對症狀、脈象描述清晰，圖文並用，歌訣易記，張宗良六味湯和吴氏十二地支吹藥等各具特色，針藥並用，切合臨床，對後世喉科證治影響較大。

安徽中醫藥大學　李董男

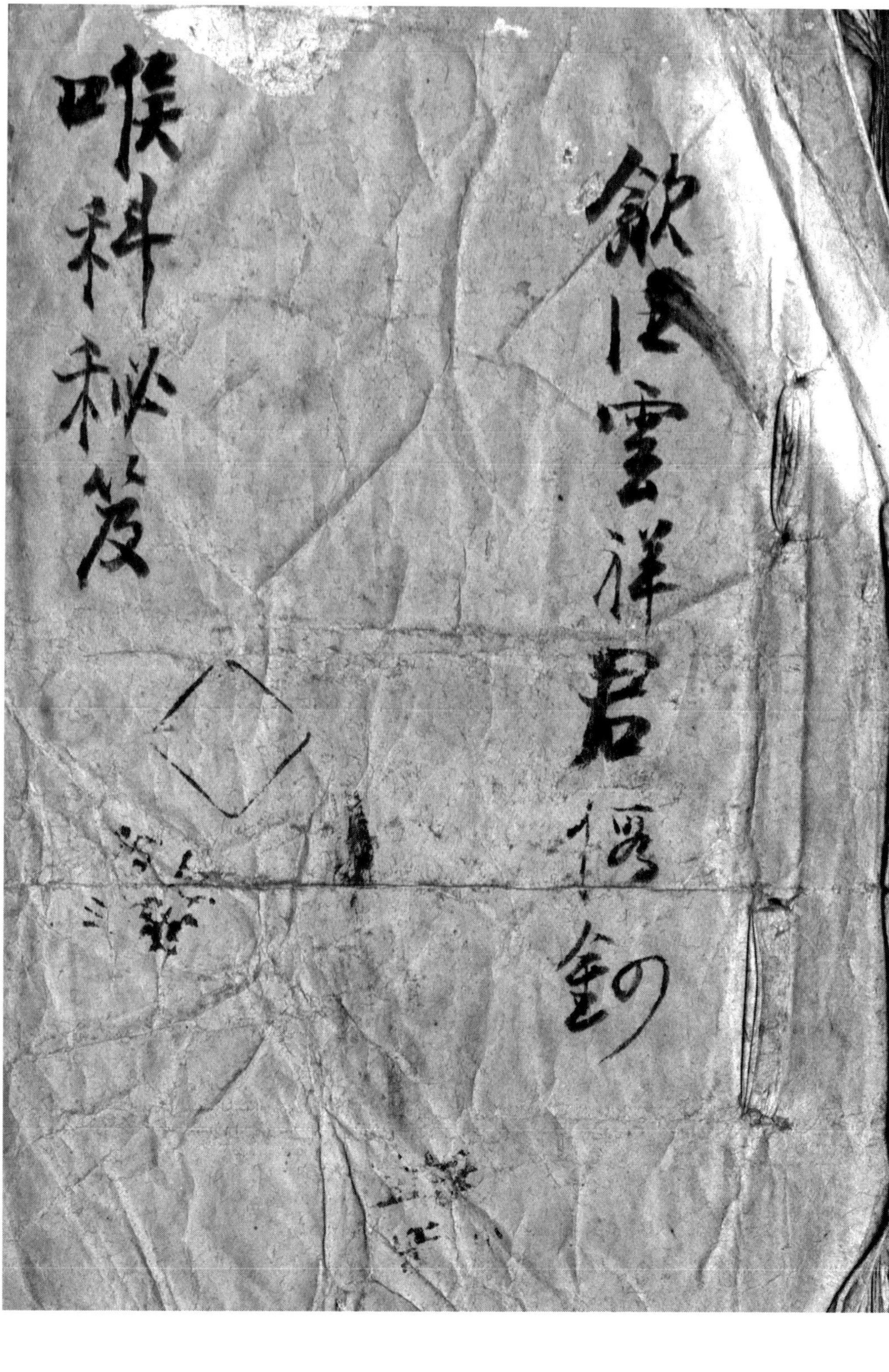
喉科秘笈

喉痧脉辨

葉子長書錄

紫色不腫而爛者風伏寒也紅腫而脉浮者風

火也脉沉實爛而不腫者毒也脉細數而浮者

虛火也細濇者虛寒也風火寒濕毒虛雜

類推之可也大凡細數之症於右寸洪緊肺

風也兩關浮數因火勝風也左寸浮洪心火

也右寸沉遲伏寒也肺沉細者肺伏熱也

右尺洪大之甚火旺也右寸浮洪而有力者

腎虛火也或數部脉大略而言之可總用不
味湯加減若出險之症脉宜細審再察形
窮源用藥自然可合經云胗脉功巧不過
望聞問切以此推詳庶可無悮矣

喉症分經

喉有二孔左為咽屬胃納食之關右為喉
屬肺納氣之關以内上齶屬腎下齶屬脾
腸舌之中屬心四圍屬脾舌根亦屬心小舌又

右帝丁屬胃喉之左名舌根屬肝外兩耳
垂下亦屬肝耳杯上屬胃下屬脾舌苔白主
寒黃主熱進熱甚黑熱極矣凡舌苔單
論色但有津無兆真熱不可投涼藥宜引
火歸原大吉也乃脾火可用清涼之劑喉癰
也位屬肝再達內寸許或爛或腫俱屬脾
胃火毒之症係毒亦有之但兩關脈浮無
非係毒也沉者為真此乃外大略再考圖

刑仗卷

咽喉治法要决

一病人壯者藥可猛弱者攻宜緩

一動針不可傷子舌要以小

一咽喉看症切要洒心藥用六味湯天明

再加減引經爲主

一見舌下兩边青筋血紅者生血黑者死

一服藥宜清膈消痰解毒法治

十六絶症論形

舌捲囊縮
大便十日不通
吐血喉癬
十指無血
脈細身涼
壅痰氣塞
又四絶症

天柱倒塌
啞喉嗆食
喉干無痰
鼻搧唇青
喉菌不治

油汗如珠
六脈沉細
聲如曳鋸
角弓反張
兩目直視

走馬喉風　鎖喉風

走馬牙疳　纏喉風

此皆凶險之症若不吐不除針之之去血葯

不能入口者乃不治慎之慎之

右左兩脈手圖

肺脉浮濇而短
脾脉緩而散大
命门脉緩而伏沉揚
三部之脉呼吸
四至爲平反此
爲病

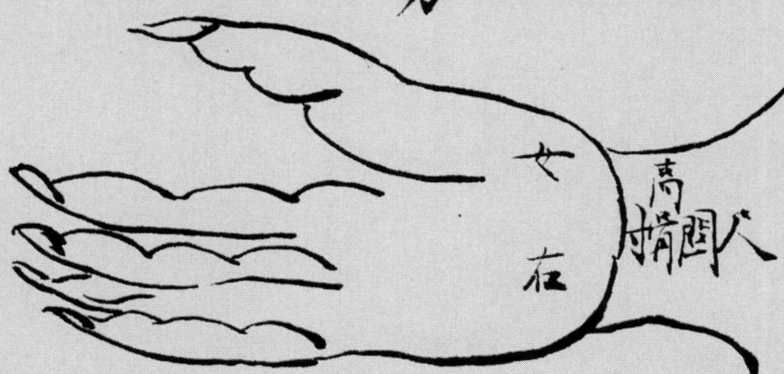

寸属肺大腸
関属脾胃
尺属命门三焦
浮遲則寒　數則熱
細緩則虚寒
細數則虚熱

心脉浮揚須散

肝脉沉而弦长

腎脉虚細尺宜大

四季為平

反之為病

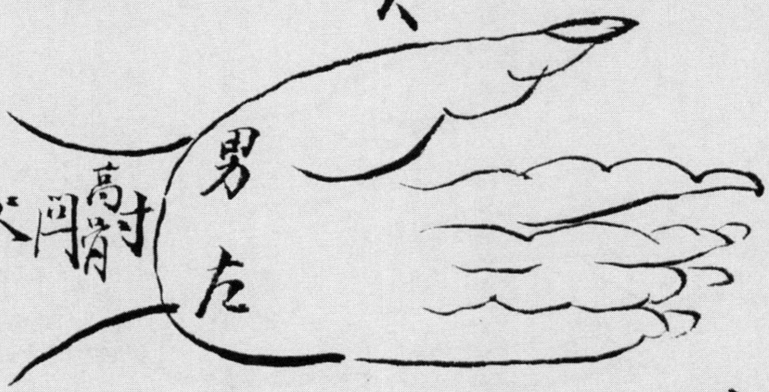

病脉同前

寸屬心小腸

関屬肝胆

尺屬腎膀胱

九六穴應瀉行針

右手
少商　在大指内甲角
中冲　在中指甲下
少冲　在小指内甲角

針穴

頰車穴　在耳垂下八分

左手
商陽　在食指外甲角
關冲　在無名指内甲角

頰車穴　足陽明胃經

少商穴　手太陰肺經

商陽穴　手陽明大腸

中冲穴　手厥陰心包絡經

關冲穴　手少陽三焦經

少冲穴　手少陽小腸經

咽喉门十一图

簾珠喉

第一图

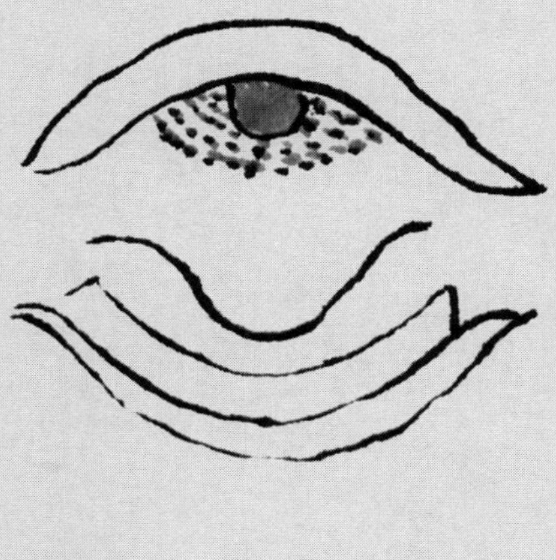

簾珠喉满喉如白网细伏两边微肿根有

白点中红色，小舌红，唇边肿大痛。此症因饼积血毒而发。其脉两寸浮洪，两尺沉数大而洪。此上盛下虚之症也，宜清火，用六味汤加白川柏钱、酒炒黄芩钱、盐知母钱、煅石羔钱、山豆根钱、白元参钱、山栀钱、生地钱。服一剂，来日再入连翘钱、紫地丁钱、熟地钱、丹皮钱、草河车钱、川连钱、金汁一钟，冲服，乃[illegible]。外以吹药，不七日而愈。

第二図

喑音啞喉

喑不啞喉此症因伏邪在肺声啞喑宜入肺[illegible]通润苍湯除痊

余曾治一人年約冠患此症纏三年飲食少進

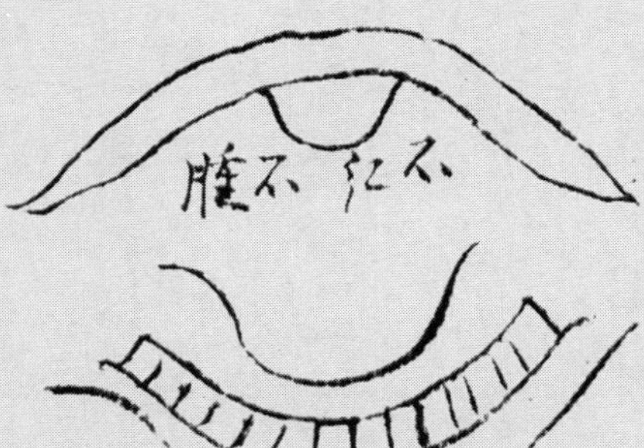

病不持危余診疵脈細數而有力脈診再三
病兼久脈為有板此可治以用六味湯加
麻黃二分 桂枝一分 茶葉二分 木通一分 細辛一分 白芷五分 訶子三分
自核二分 京夏一分 遞服九六日病邑退而声啞
去除換加 桔梗一分 訶子七分 薄荷一分 甘草七分
以上俱生倶炒 麻黃一分 煎數沸澈嗡徐徐嚥下
服十劑乃愈後服補藥健脾

第三图

内外肿喉

内外肿喉此症生于下部在关上下阴阳相结内外皆肿或有烂斑火将之症用六味汤加酒炒黄芩钱 熟军九分

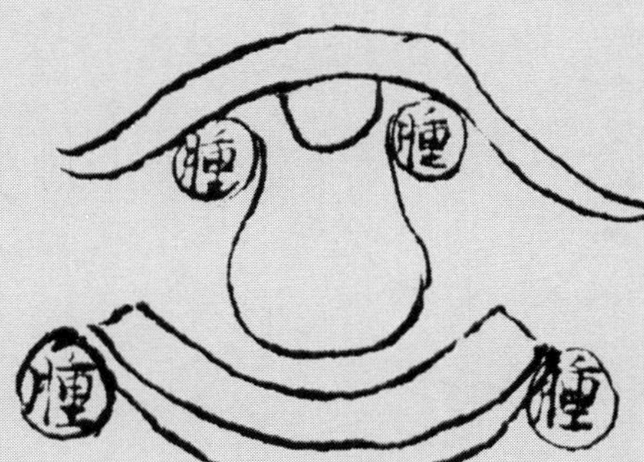

海浮石一錢　外以吹藥末日換加丹皮一錢　生地一錢

酒黄芩一錢　生石羔一錢　黑山梔一錢　木通一錢　即

針少商■商陽兩手四穴如背寒加羌活胃

泛加葛根柏枝汁六一可漱口如

第の圖

風蟲喉

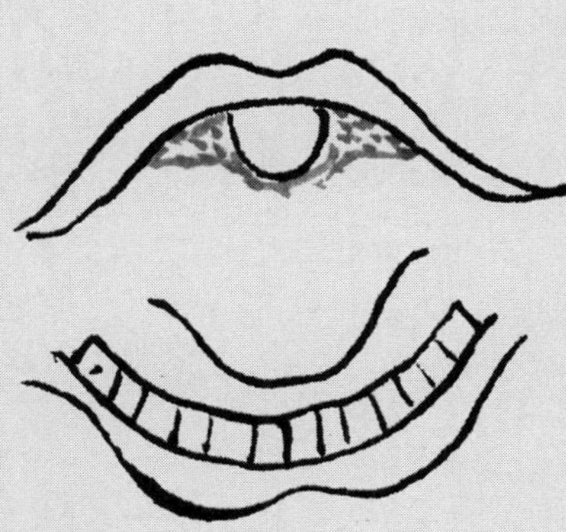

風蟲喉此症感風蟲而致滿喉發細紅点

根帶ヽ波白舌下兩邊ミの塊不脉洪數小用

六味湯加鹽炒元參一錢　酒炒黃芩二錢　山梔一錢

花粉一錢　一服汗全止，亦吹藥並服八仙散

第五圖

紫色虛喉

此症喉間紫紅久久變爛而生瘀色因而積早服寒涼之藥故也症原肺胃伏寒平而不能飲下難從吐出乃腐肉者急治之如見此

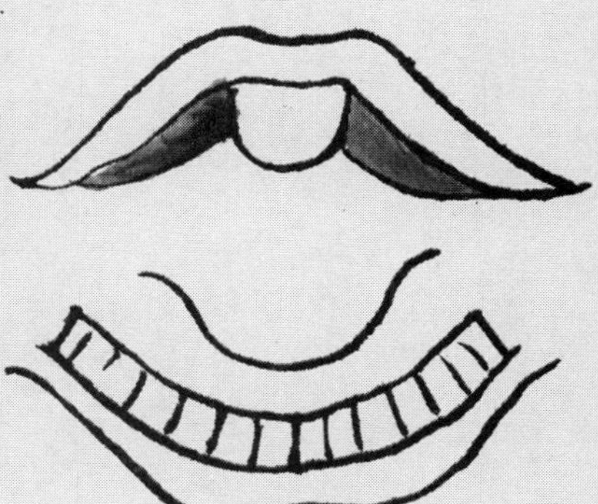

症認為火症及用犀羚三黄等藥則吃虧
死症矣余見此等紫色之症不論名色候
回絕之影形隱痕泛紫肺繞身涼者用
六味湯加細辛五分　葛根五分　蘇叶五分　白芷
川芎麻黄五分　服後紫變紅活即換加
元參錢半　酒黄芩錢半　花粉錢半　即愈

第六圖

喉癬

此症因腎虛火旺發癬于喉不腫而微紅上有斑點青白不一如芥子大或針如孔叢豆大每點生芒刺入少大

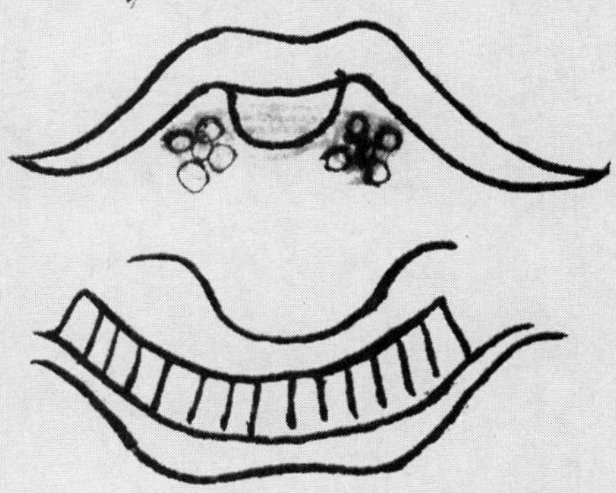

痛喉間聲啞欬嗽多痰六脈微數者用

知柏地黄湯並四物湯加麦冬四元參已出

女貞子枸杞人參洋參二參或並藥不用如入丸藥亦可何首烏

阿膠五錢 十服後用八味丸加女貞枸杞人參

俟病少以滋腎湯每服半煎知柏地黄湯四物湯

若不應加附桂各服各三分冷服此引火歸原

之法也如不脈洪數惡躁脫作、亦用吹藥

第七图

喉疳

此症肾虚火旺沸腾上部而发喉间上腭有青白红点平坦无刺故名喉疳者不哑不痛两尺脉虚者是也先用六味汤去荆芥 防风 姜蚕三

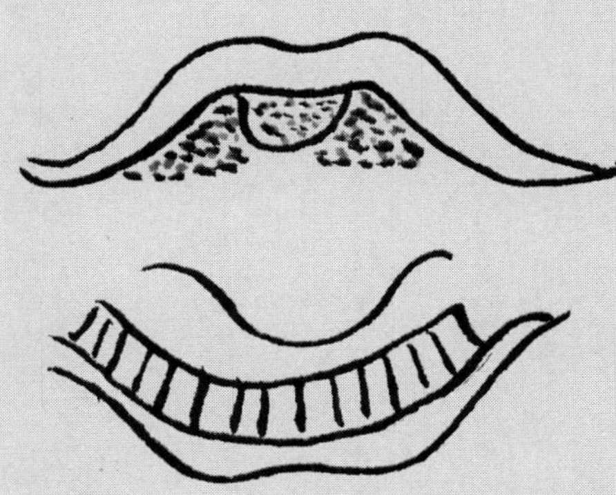

味加塩炒元參半　酒炒黄芩半　生地半　ヒ炒山梔半
塩炒杜仲再炒女欠半　ヒ炒知母半　男加龜板半
女加鱉甲半　服九帖或十服如不愈再加附桂
各三下　另煎入藥　冷服　愈後合八味丸加元參
知母　如欠子枸杞子半　各藥俱各塩水炒　一料而愈
外以吹藥

第八圖

飛揚喉

此症風熱上壅上腭紅腫氣不能通達物不下咽小舌中飛揚腫口此係凶惡之症急針患上出血泄氣吹藥內服六味湯加連翹葛根黄柏山梔木通

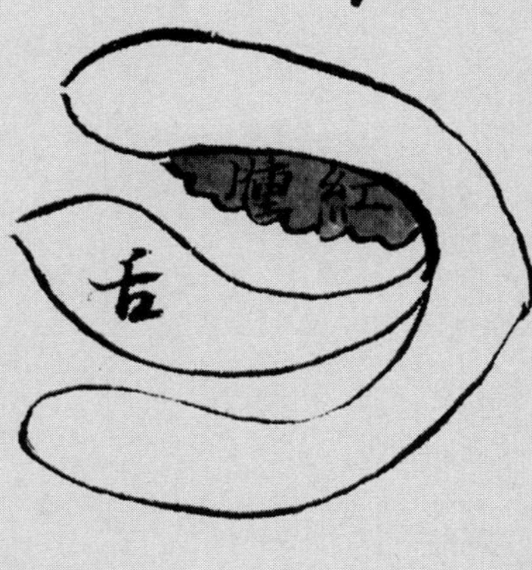

多年生石菖蒲一二服即愈

第九图

虚哑喉

喉间不肿四边四内少有红点声哑不明牙闭不用此症乃内外风火因喜食酸醎之物肺气不清故也用六味汤加细辛之下苏叶、下服一刻声音不哑换生地

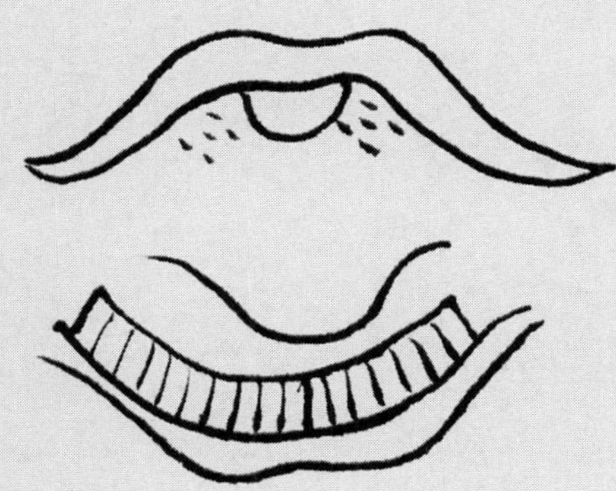

丹皮五分 塩炒山栀 木通 花粉五分 二服愈矣

第十图

聲啞喉

此症伏寒肺家不腫不红又無爛点惟覺乾痛難于吹只用六味湯加苏叶、麻黄五分、细辛三分，二服後麻黄、苏叶各减去半，再二日換加花粉、黄芩

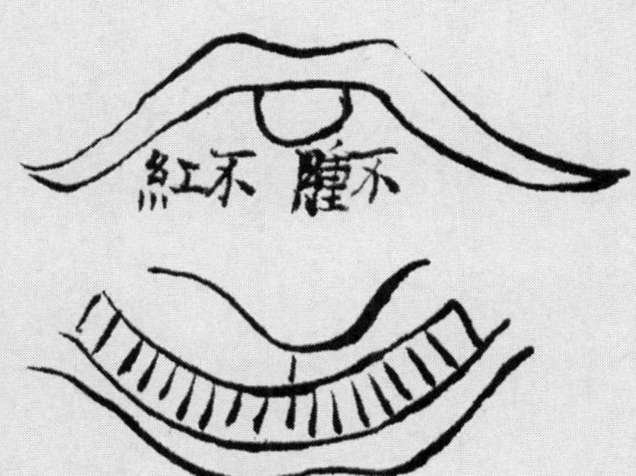

羌活、紫蘇半皮各半　皂角核[illegible]立　訶子平

桔梗平　甘草平

註上三味羌活ゝ陷垂使排四之如服乃愈

細揆不可用條藥此症非三月不能求全也

第十二圖

爛沙喉

此症三四月不能出

痊此症喉癬部位

發於傷寒之後來

邪未盡生在肉内腫爛右肉肺急肺脾

亦可知用六味湯半服加淮四黄芩亦花粉牛

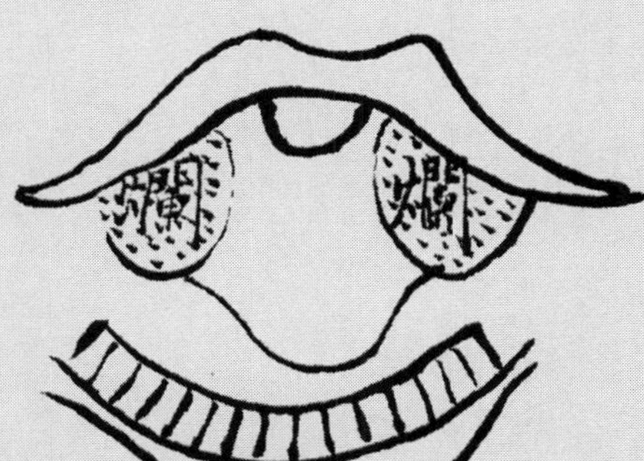

烏元参二钱　首杯下　生石羔一两　淡竹叶二钱

草河车二钱　爛斑不退前药連服三四剂

不應者加　生大黄二钱　津化八仙糕　玉樞

丹每服九分三　服收功

第十二図　乳蛾門七症

其一

雙乳蛾

此症感邪蕴于肺胃二经而发生于咽喉上部两边如樱桃大肺胃二症也身发寒热六脉弦数先针少商〻阳两手

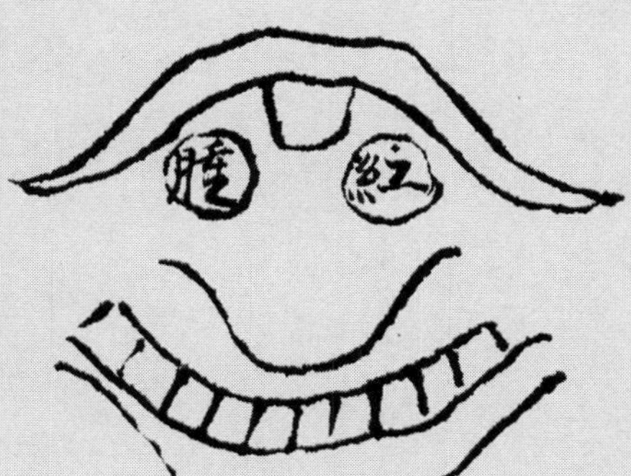

四穴或桃破煮上出血亦可先用六味湯加陳皮海浮石蘇叶羌活各半兩服可愈如脹不退六脉有力加大黄、半

第十三圖

其二

單乳蛾

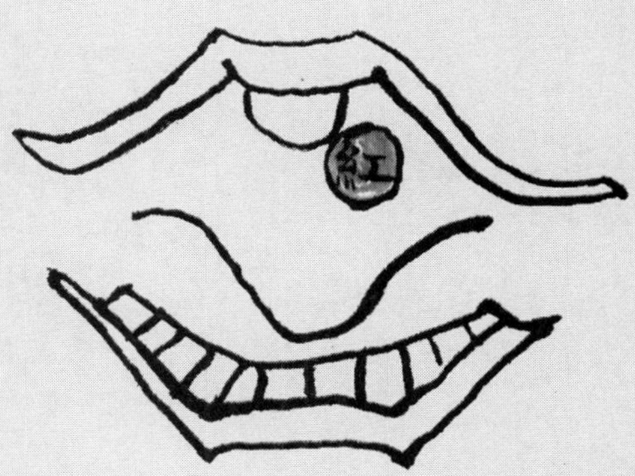

此症因傷寒後，復來草發者身有嘔惡心恐見痧疹之脈浮數生於雙蛾地位之旁或左或右用六味湯加葛根求

苏叶一钱　羌活一钱　鲜芫荽一钱无鲜者用子一钱亦可

一服，退半，次日再加酒炒黄芩一钱　花粉一钱

山栀　赤芍　木通各一钱　竹叶

第十四図　其三

爛乳蛾

此症因肺胃積热紅腫爛斑大痛難食穴肺經緊急針

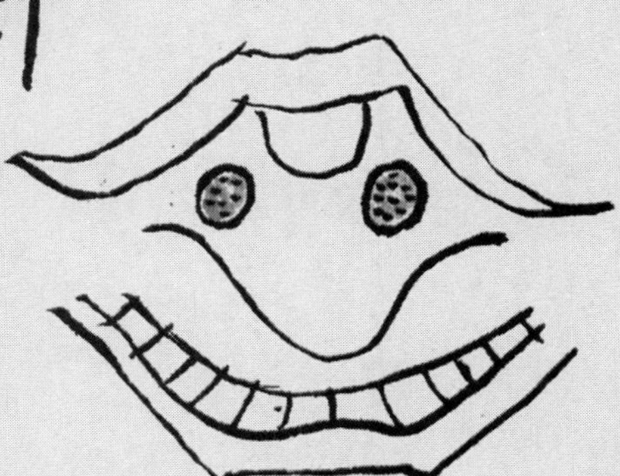

少商〻陽兩手四穴用六味湯加葛根　辛

苏叶山元参各下佃芩辛冲柏枝叶一杯漱喉

間徐徐嗌下八仙散一服津化下来日去苏葛二味加山栀木通生地丹皮浮石花粉各半脉大有力加生大黄半脉虚用八仙散用柏枝汁卧前吃法三四日後如声哑背寒六味湯加葛根半苏叶半羌活半细辛三分痊瘥矣

第十五圖

其の

風寒蛾

此症因風寒而致腫

大如拳頭不能下視

氣塞不通寸關之脉浮緊肺胃之症也

即針少商、商陽、少沖兩手六穴，用六味

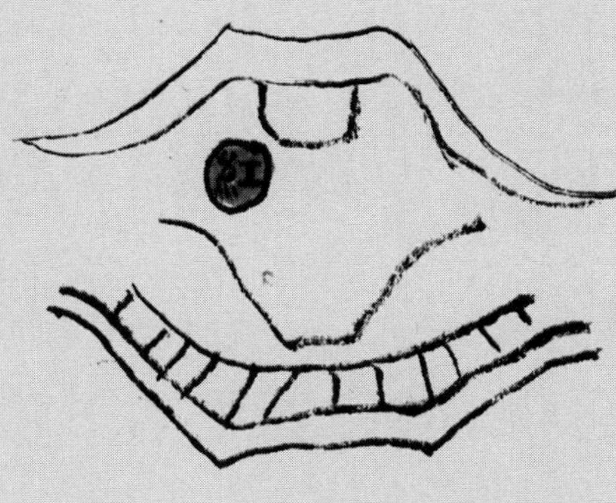

湯加苏叶半羌活半一服而愈若早用
此藥則不致遲矣

第十六图

其五

白色乳蛾

白色乳蛾腫塞喉

口身、发寒生六脉

浮弦因肺受风寒之症也六味汤加苏

叶半细辛下羌活半一服可愈

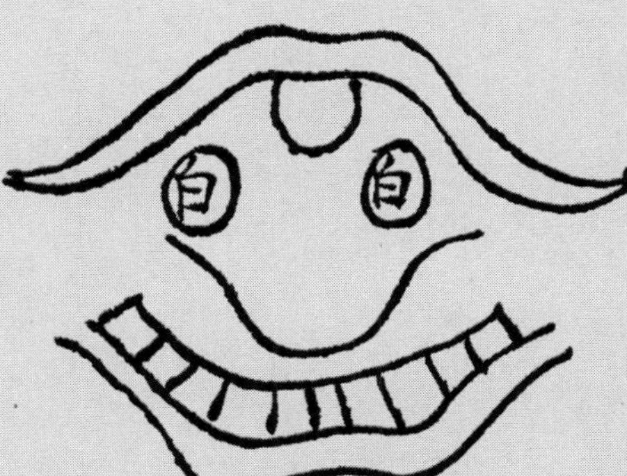

第十七图

廿六

石蛾

此症因胎生来原不足之症也生于乳蛾地位少进半寸初起不可用凉药不可动刀针此乃肺火老痰结成恶血凡遇辛

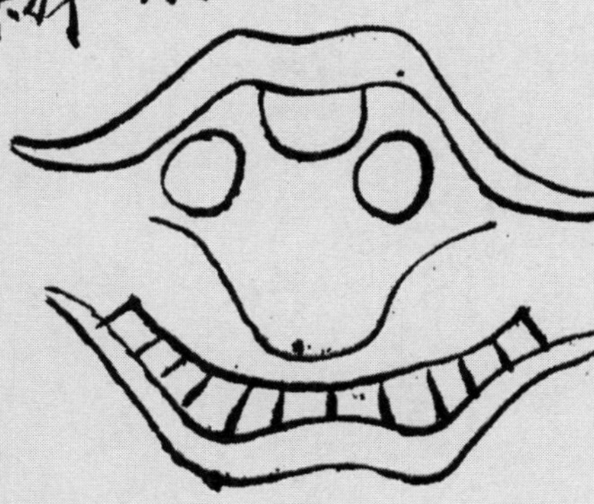

若即發用六味湯加貝母一錢生地一錢半旁
麥冬木通各一錢服四五劑如不退去六味
用生地二錢丹皮一錢象貝二錢甘草一錢牛蒡一錢
桔梗八分麥冬一錢木通六分蘇薄荷一錢
燈心三尺服此以愈為止以分吹喉退腫藥

第十八图

其七

伏寒喉蛾

伏寒喉蛾凡伏寒々症其色紫治法用紫色喉瘡門如孕婦喉瘡用藥有碍将藥煎濃漱口即吐去亦可見愈

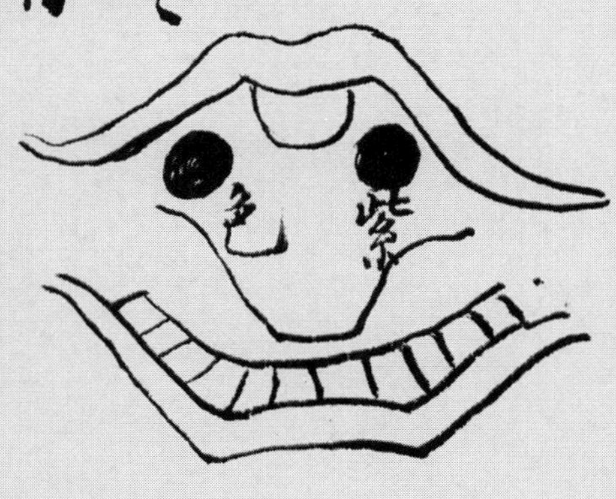

第十九圖

喉痹門七症

爛喉痹 其一

此症因肝胃火毒外感時邪而發形如花瓣爛腫白斑痛叫不休用睛上陰穴脈洪大速針少商商陽關沖少沖兩手八

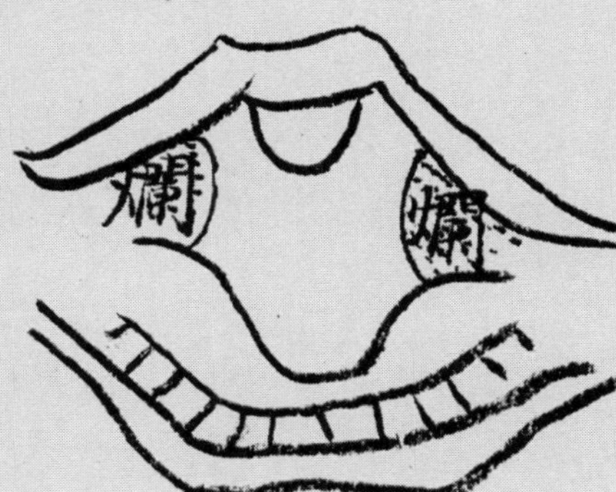

穴有血生無血宛用八味湯加生大黃一千鹽炒黃芩一千入匣少許鹽炒元參二千生地二千丹皮二千海浮石二千川楝木通各一千兩服後去大黃六味湯再加生石羔二千訶子一千柏子仁二千柏枝汁製回瓶向合血八仙散達沈下

寒症脈細身涼不治

第二十图

白色喉痹

其二

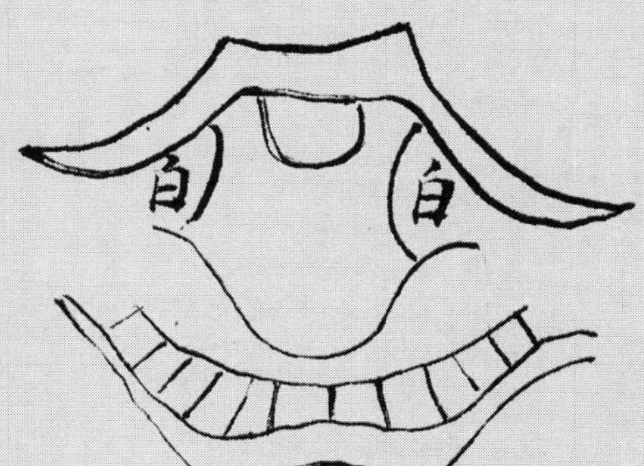

此症因脾胃受寒脉遲身熱用 六味湯加

細辛三分羌活二錢蘇叶一錢 陳皮一錢 二服可愈

若變紅色乾痛去前四味換加山梔木通

酒炒黄芩生地　黄柏（以上五味各用半）痰多加海浮石

半夏花粉　急下　即愈

第廿一圖

其ミ

寒伏喉痺

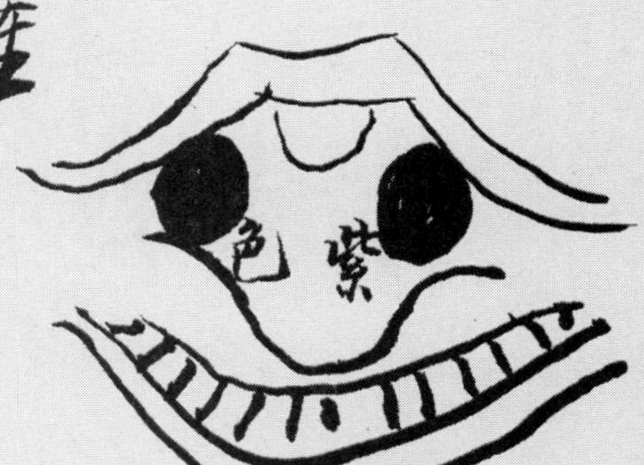

此症肺經脉緩寒重色紫點不大腫若服涼劑久之必爛凡遇紫色毋不可作大症治以六味湯加細辛五分

麻黄桂枝苏叶厚杏诃子牛蒡子半以上各

若者吐出紫血块者亦如此治法朱烱者

加苏叶、半细辛黄芩柴胡海浮石各半胜5

不胜同治

苐三十三圖

其の

雙喉痺

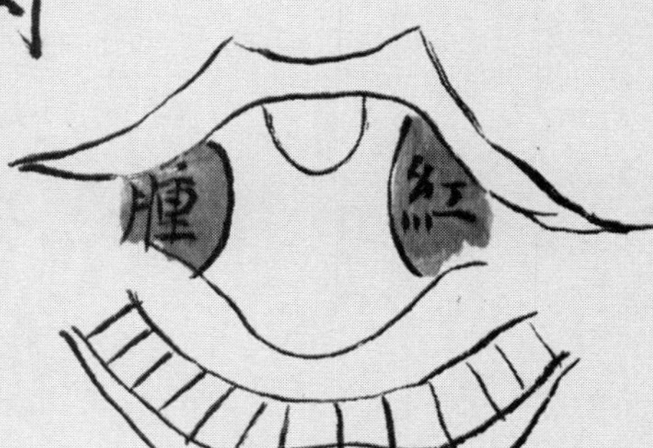

此症生于上腭肉内
两边形如榄核痛而难食胃家积热
所致或有寒热两肉脉洪大者是也速

針患處或中脘穴亦可先用六味湯一服未日再加黄芩山梔木通以元參等再一服而退如爛者忌針患處亦以吹藥

第廿三圖

單喉蛾　其状

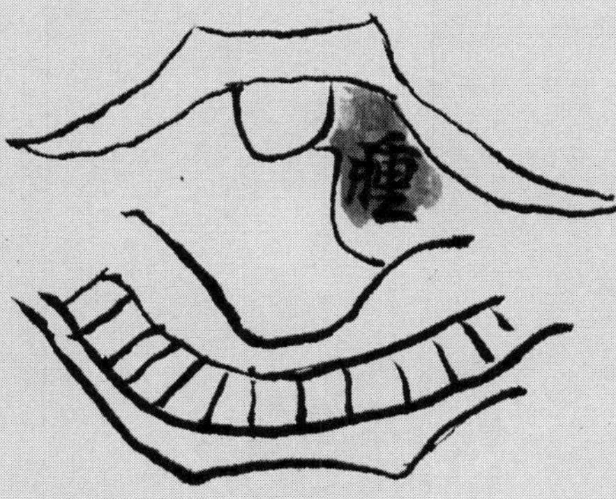

此症或左或右治法俱同双喉痺

第廿の図

淡红喉痹 其六

此症腫如雞子飲食不下身發寒热眼红嘔吐恐有斑毒在内急針少商商陽少冲兩手左右八穴或患上挑破用六味湯加

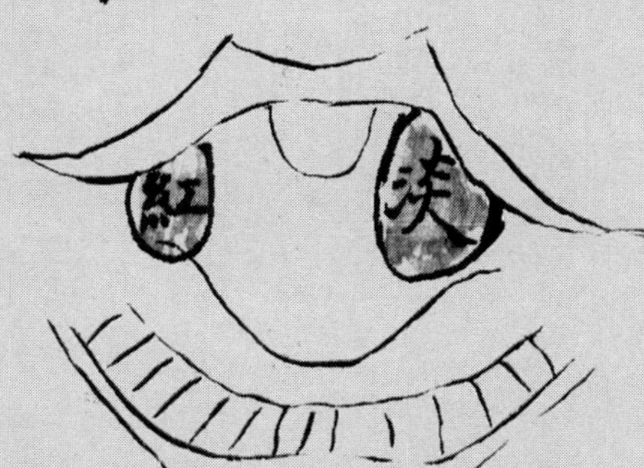

苏叶羌活葛根各钱鲜芫荽钱服一剂满身
发出痧疹呕吐即止或身热不退唇外点
唇此内火外泄也换加生大黄钱葛根黄
芩山栀元参花粉各钱生石羔钱滑石钱
二服后去大黄石羔再服前药四五剂乃
愈有烂斑用八仙散一服津化下燕服柏
枝汁痧由伤寒时邪未发之故两同脉沉细
两寸尺之脉虚数是也

第廿九图

走马喉痹 其七

此症内外俱肿也係急症肝脾火闭不通而通为痹或发寒热脉洪大者生沉细者死用六味汤加葛根二钱 柴胡一钱 细辛五分

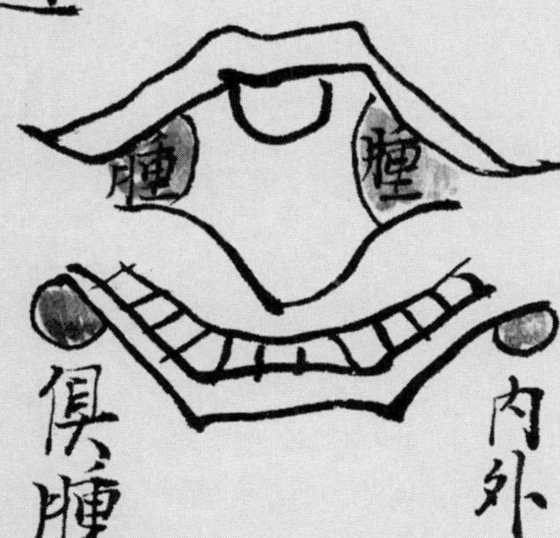

嗽之再加皂角刺歸尾赤芍各一錢草河車

一錢生軍一錢痰多加海浮石一錢紫菀半夏一錢

身熱背寒加羌活一錢蘇葉一錢針刺少商

商陽關衝六穴血多則吉

喉風门十二症

廿六圖

内膛鎖喉風

其一

此症由肺胃兩經陰陽相結内塞不通也外無形跡既云外無形跡圖中喉間有形核膛之狀喉内多痰喘急見纏喉風门湧吐再用六味湯加麻黄苏叶各一钱生軍牛细

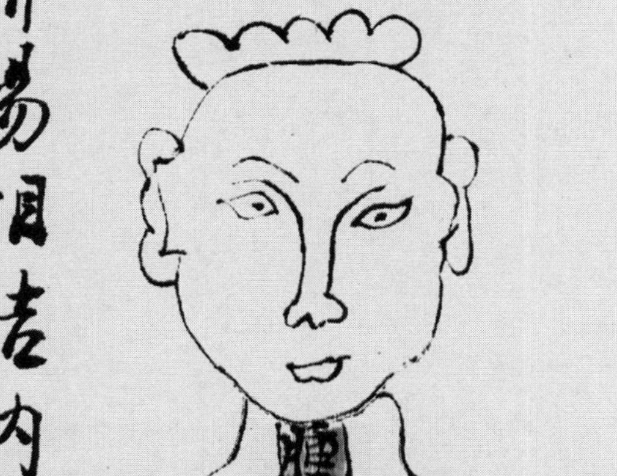

辛平桂枝平羌活、平煎服佛服、或吐或瀉西河不吐瀉即針少商、陽關沖曲池合谷左右十穴有血生、血死左右寸關脉弦緊小洪大者生沉遲者死吹吊痧藥

二十七图

缠喉风 其二

此症因肺感时邪风痰上壅阶门闭结内外不通如蛇缠紧关下壅塞甚者角弓反张牙关紧闭先用开关药吹鼻擦牙以吐为度再速针颊车左

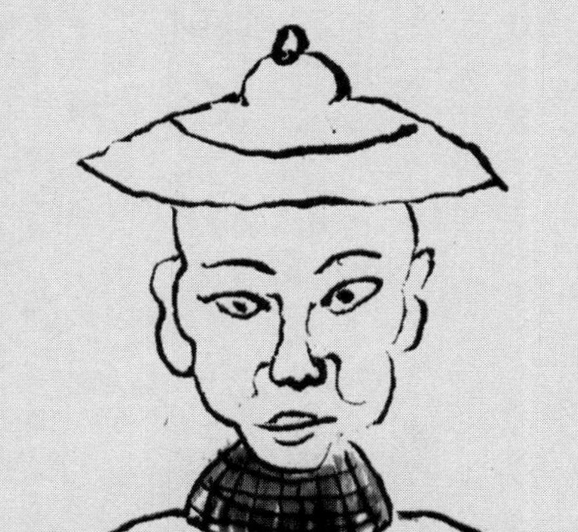

右二穴点艾数壮或用雞蛋清冲白礬灌以上諸法如不吐再針少商商陽関冲少冲少阴十穴取血為度無血不治用六味湯加生軍并麻黄羌活蘇叶訶子各半煎服或吐或瀉皆妙不吐即針之而無血者不治六脉沉細不治吹用胆礬去痰药

二十八图

匝舌喉风

此症生于喉之上下两边，退于小舌有泡，或红或紫，外脸皆肿。喉内不肿，舌根粗大，此恶症也，痊者甚少。用六味汤加黄連钱、黄芩钱、生軍钱、連召钱冲。

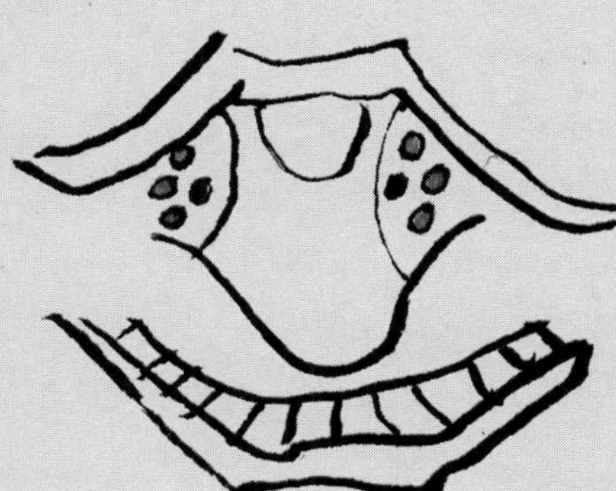

玉樞丹半急進三四服或有可生如牙齦黑腫齒落頭搖者不治此症乃肝肺積熱為患以致成疾也

第二十九图

虚烂喉风

此症因本元不足，虚火上炎于喉间，因内上下红色白斑，腐烂不胜，六脉细数是也。初服用六味汤加盐水元参钱、盐水黄芩钱、黑枝、花粉各钱、生地钱。

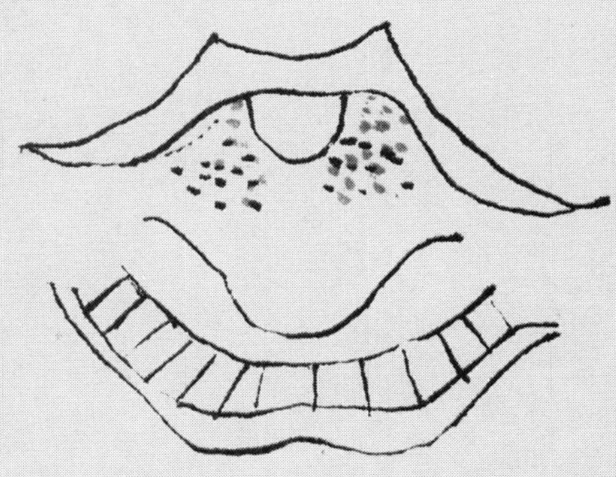

丹皮各二服後去六味湯加鹽水知母黄柏各等

服五劑後兩四脉大作結毒治用葉亞胃立

毒門外吹藥內服八仙散遂可痊

第三十图

白色喉风

此症因寒包火伏于肺经，白而不肿，上有红紫烂斑，脉象不数，身热怕寒，火欲外发。用六味汤加葛根二钱、麻黄一钱、紫苏一钱、柴胡一钱、细辛五分、花粉一钱。

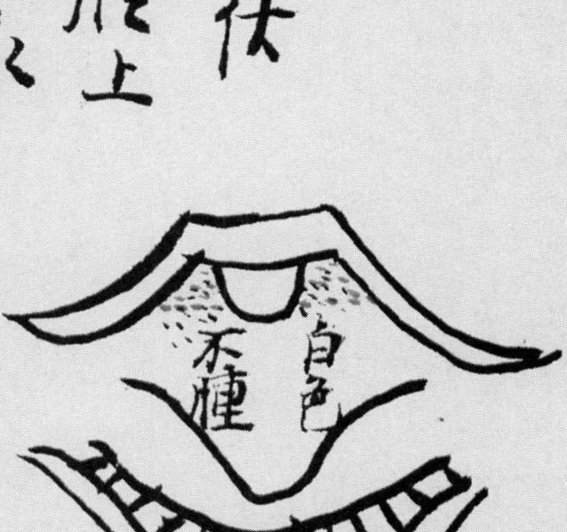

桂枝　羌活各五分　一三服並八味補仙散津化

服下受紅色換加鹽炒元參五分　酒炒黃芩五分

黑山梔五分　木通五分　二服全愈　就色淮風同法

治之

第卅一图

酒毒喉风

此症由醇酒厚味而生於咽内红肿痰多遂物不下肺脉独洪两关亦大用六味汤加生甘草一分葛根千

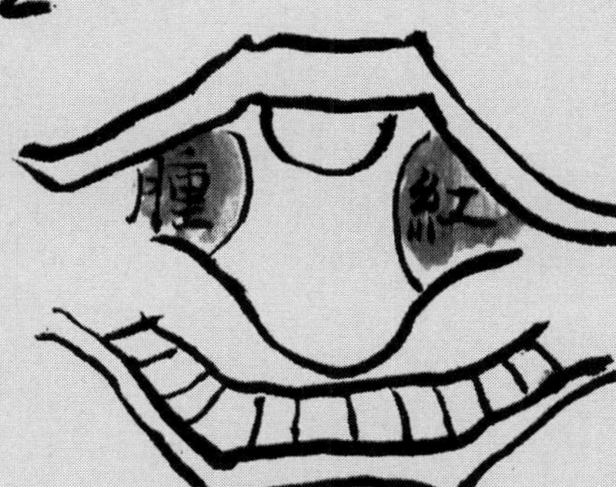

海浮石钱 花粉钱 枳椇子钱 山枝钱半 激
之未日再加薄荷元参钱 生地 丹皮各钱
四服而痊 吹退腫药

第三十二圖

劳碌喉風

此症肝腎兩虛發于喉內滿口喉有紅點根白不腫常有血腥氣劳碌即發六味湯加鹽烟黑色元參錢 鹽炒知母錢 生地錢 丹皮

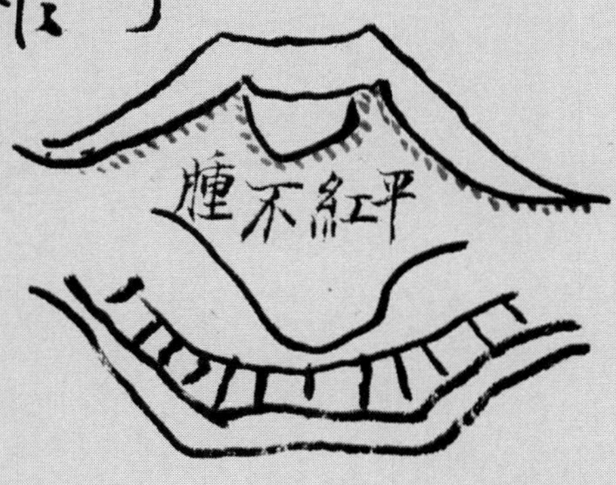

木通 八分 米日再加 连翘 白茯苓 花粉 各一錢
山梔 一錢 二服後去六味湯換益元方鹽水炒
元參 一錢 如炙子 一錢 生地 一錢 麥冬 一錢 沙參 一錢
丹皮 一錢 枸杞 一錢 龜板 一錢 生首烏 一錢 生草
二服而血脈較前中正，惟多乾脈息如吹
消散藥

第三十三图

酒寒喉风

此症因酒后受寒，関内两边平而不肿，有淡红块四五粒嵯物，觉痛用吹寒出，六脉洪大，六味汤半，加花粉钱、枳椇子钱、酒炒黄芩钱、葛根。

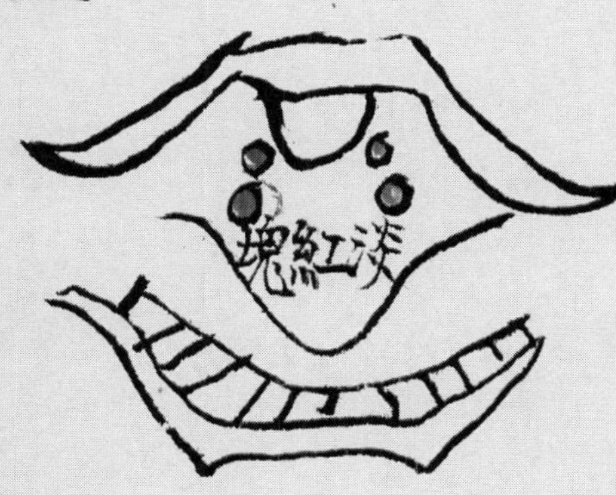

二順卯金

三十圖

腫爛喉風

此症因風火內燒肺胃初脉洪用六味湯加葛根 花粉各半

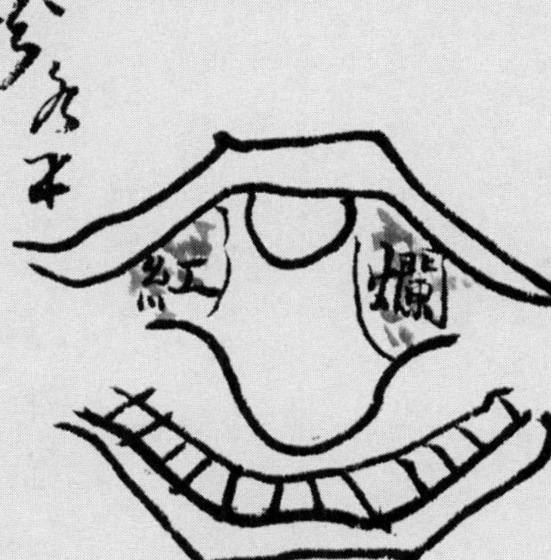

如紅爛不退藥不能入再用六味湯加淡豆豉木通山枝鹽炒知母各半花粉黄歸柏

子仁五錢　丹皮二錢　生地三錢　海浮石二錢　茜
柏枝汁一杯沖藥服十二劑而安外吹消散
藥

三十五图

肺寒喉风

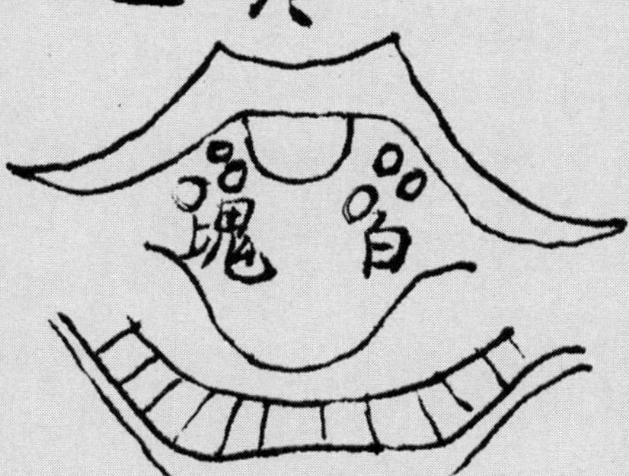

此症因肺受重寒生於咽内下部两边如扁豆壳样右寸关弦紧平而不胀大痛难忍不穿不烂背寒怕冷用六味汤加羌活苏叶为主

当归柴胡半夏芎桂枝各下调辛荣之服

而愈

三十八圖

辛苦喉風

此症因日夜勞苦而發不腫不大紅微紅而痛小舌長出血上部之脈洪緊六味湯加鹽炒元參酒炒黃芩各錢山枝錢木通錢連召錢大重者加生地錢

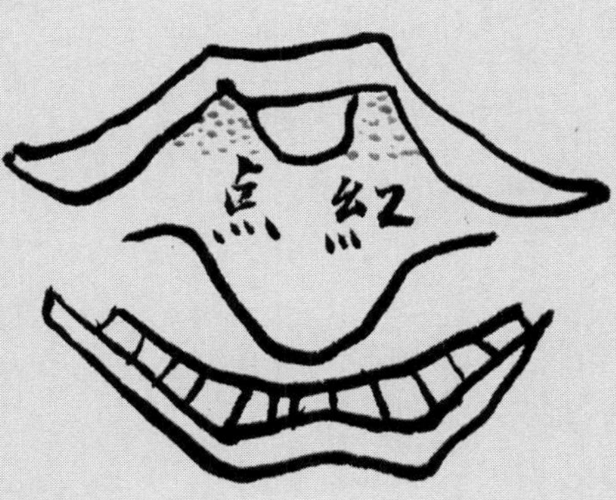

鹽知母各半　丹皮澤瀉花粉各半三服可愈

吹消散藥

三十七图

淡红喉风

此症肺胃感冒风邪而发肿连小舌壅塞不通声音不清右手因脉浮紧小针少商关冲少冲两手六穴急要上点方挑破六味汤加羌活苏叶葛

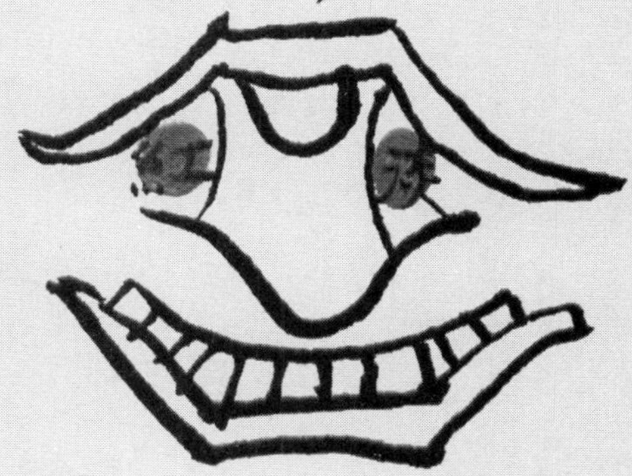

根多本一服万金

三十八図

伏寒喉疮

此症因積寒在内外
感時邪而发其色紅
腫常有熱色脉浮不
●數六味湯加羌活葛根草河車山甲
赤芍歸尾各錢細辛三分二服後去

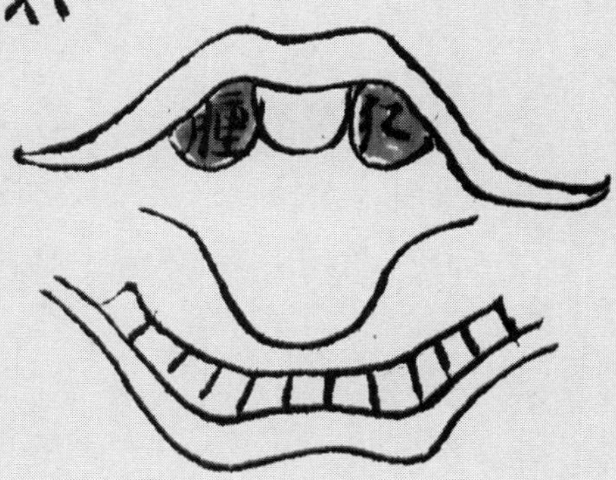

羌活葛根加山枝子七日可瘥

三十九圖

腫爛喉癰

此症脾胃家積熱而生紅腫潰爛，兩寸關脈洪大有力是也。

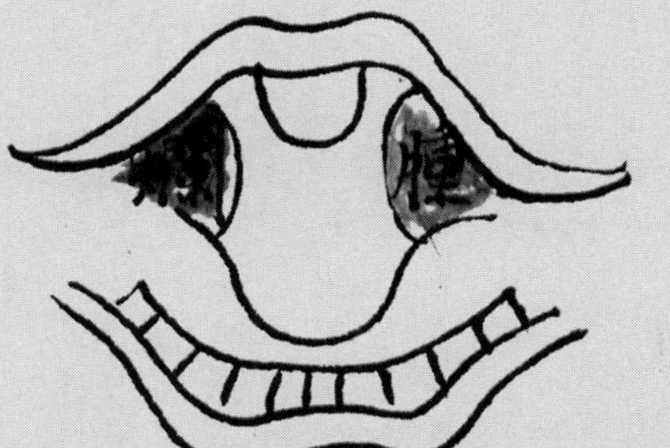

針少商、商陽、關冲、少冲，兩手八穴，血多爲妙。先服八仙散，敷吹上清化，下再用六味

湯加鹽水元參、各鹽水黄柏、各酒水黄芩、各生大黄、各山梔、木通、各河車、各當歸，即去大黄，再服三劑，後用十八味補藥，柏枝汁，噎嗽即愈，外以吹藥。

第四十图

发白喉疮

此症因脾肺受寒，其色不红，药用凉药，七日之内必成脓溃，有脓即针破，初起微痛，针少商穴二，汤两手四穴出紫血，用八味汤加紫苏叶

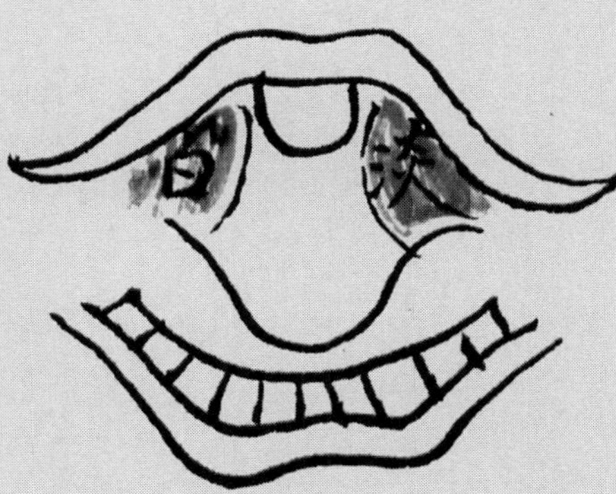

亦可歸尾各等一服未日再加山甲刺草

河車各半乃合六脉緊則發實熱者

是其以症也

第四十一圖

大紅喉癰

此症肺脾積熱

其色鮮紅腫脹

關內六脈洪大者

發寒熱急針少商商陽或急上針出

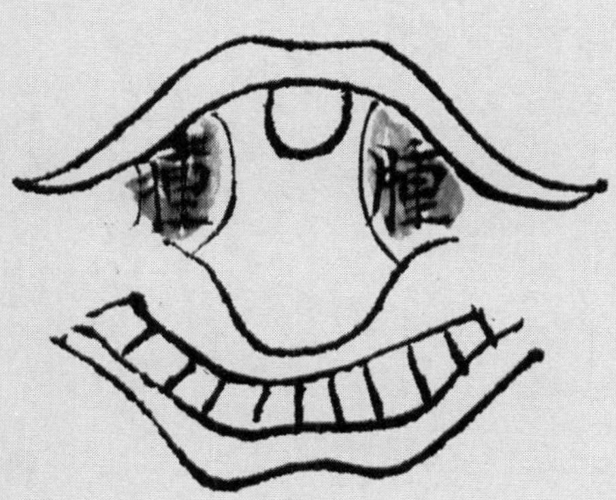

惡血用六味湯加山枝木通立平 悔澤

石生大黄各半　歸尾　角針　草河車各半

赤芍　花粉　黄芩各半　先將十味煎二三

十沸　後下六味湯同煎二服可安

第四十三圖

聲啞喉瘖

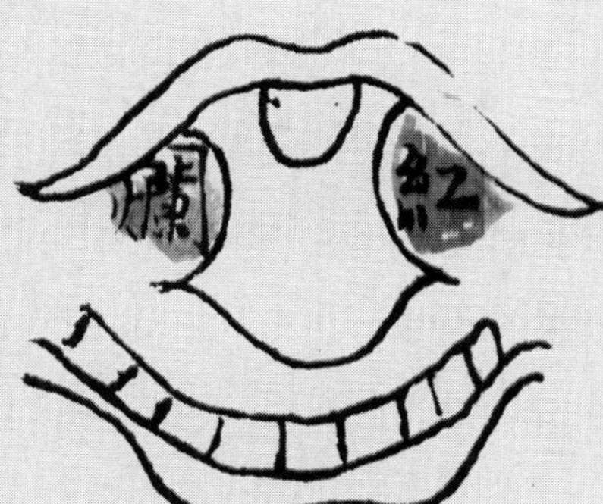

此症因受寒太重肺脉閉塞以致声啞飲食難進或有爛斑右寸脉沉濇脾胃脉洪大背寒身并用六味湯加羌活牛蒡根苏葉各半

漱之二日後聲音不啞換加花粉木乳
只、六分當歸酒炒黃芩歸尾赤芍山甲
開針後再服八仙散玉樞丹二服而愈

第四十三圖

單喉癰

此症或左或右而生

胃寒脾胃之症也有红点风生也宜红

点风寒也肺象如前症用六味汤加苏叶

羌活五分嫩蘆一服未日再加赤芍归

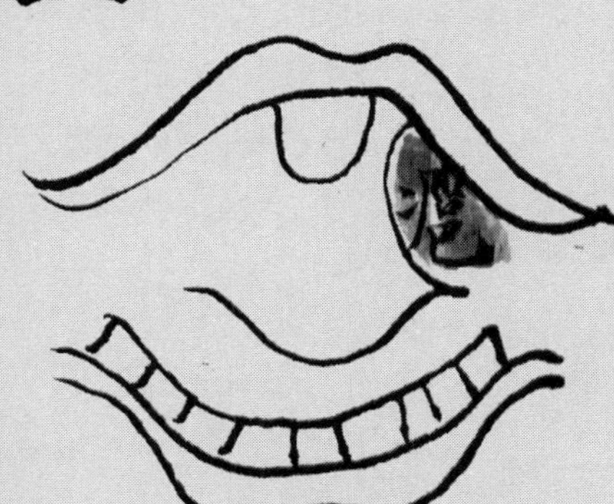

尾臺榕山校　名医　一服一兩金

第四十四圖

外症喉癰

此症生于頷下天突穴之上内外皆腫飲食有碍初起之乃疫症内不見形踪此風毒之癰也六味湯加黄芩角刺山甲歸尾赤芍草河車各半紅花葛根各半乳半八七連服

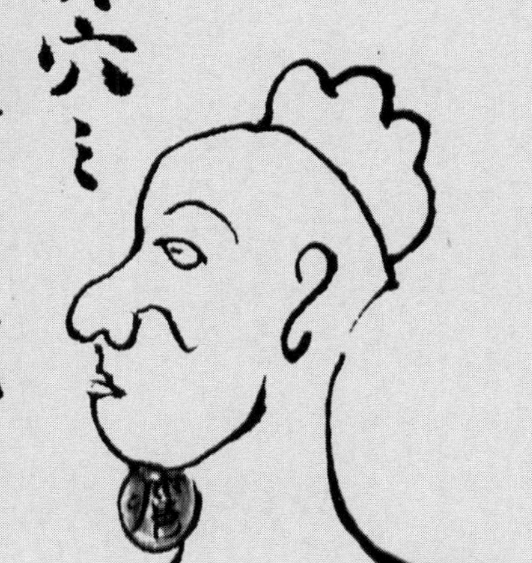

三次以消為度，已成出膿，必成漏管，速用十全大補湯收功。

第四十五図

兜腮喉癰

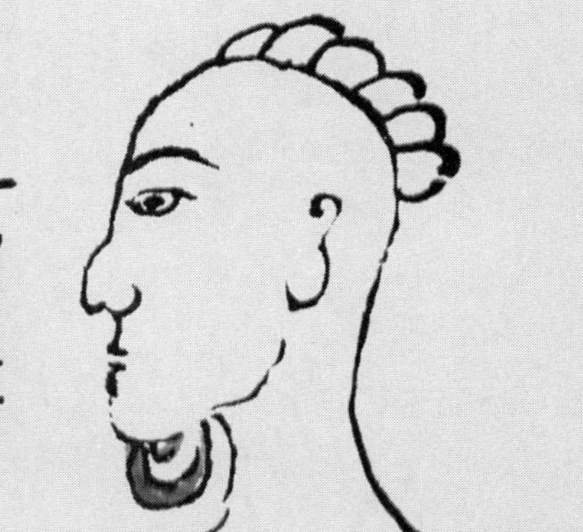

此症生於腮下又名懸癰因鬱積寒寒氣而發外用灸法二壯六味湯加山甲歸尾角針川芎白芷各半升麻二分紅花乳没各五分以消為貴有膿針之如欲

成漏即服参芪内托之品伏毒提出用
生肌散可收全功此症不可轻忽

第四十六圖

舌上癰

此症生于舌之中心如梅子大不能言語此乃虫入心包所致左寸脉宜洪大數不宜细緩红腫可治黑者危六味湯加川連、木通甘草河車各半生軍半

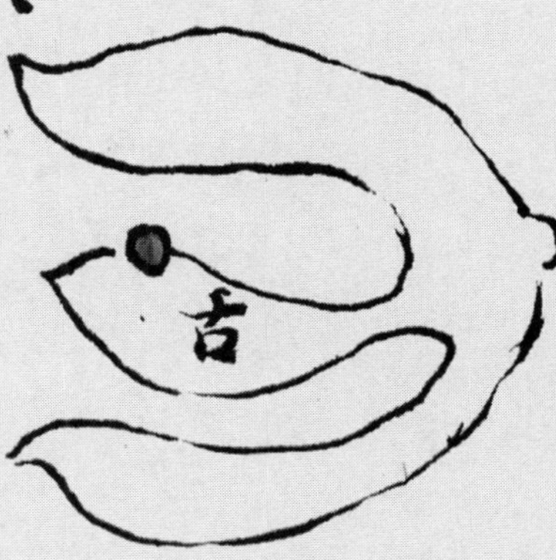

地丁半分吹牛黄消散药以愈为度

第四十七图

舌下疮

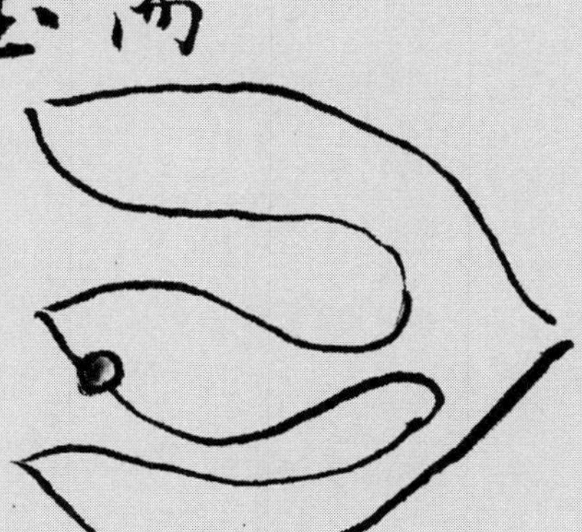

此症乃脾肾横逆而发生舌下有金津玉液二穴通于肾经水枯方生此穴胗艾左尺洪数者是也六味汤加生地草河车各钱葛根花粉丹皮各钱元参、钱二

服後用十八味神藥收功吹藥照前用

第四十八圖

上腭癰

此癰生於上腭，高如桃核，掛下不能飲食，因肺家火熾之毒積久而發，宜用解凶毒之劑，如：

草河車錢一 石羔半 地丁 生地各錢 歸尾 山甲 赤芍 南荆各五分 丹皮 花粉

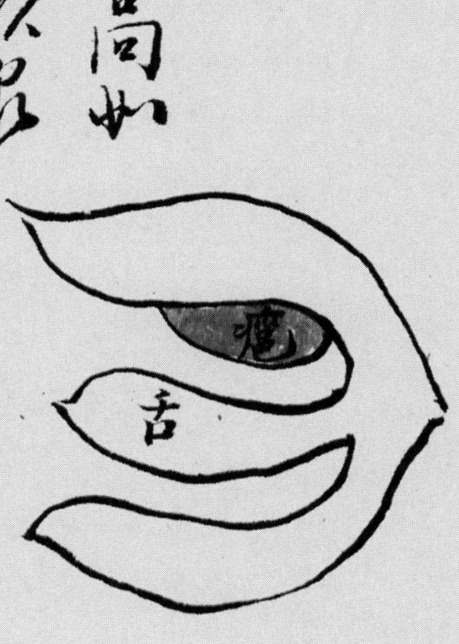

當根五、七八服兼玉樞丹每日五分吹
病處理用二三月烟切再三

第四十九图

舌门十三症

木舌

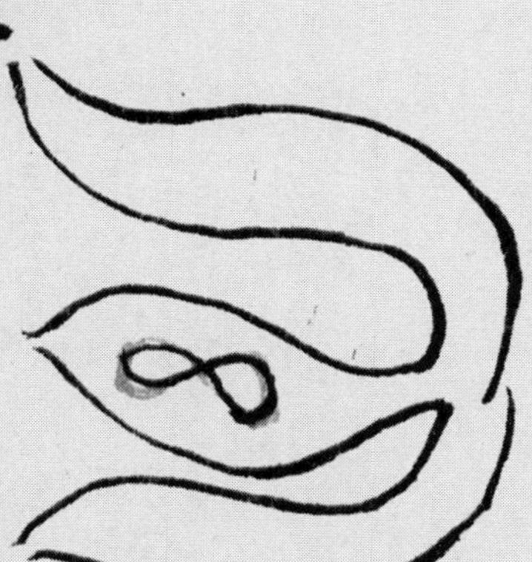

此因心脾肝三經積熱舌粗然腫不能言語此多凶矣焯砭法急砭出紫血搽吹藥服大承氣湯並進黃連解毒湯加山枝木通

連召花粉各一錢　赤芍草河車各二錢二服

如不應加生軍瀉毒再用六味湯漱口

吐出左右寸關脉洪大者實症六脉細

者虛症難治

第五十圖

白腫舌

此因風寒積■内六脉弦緊舌腫硬痛六味湯加細辛三分 蘇叶半 白芷半 當歸半 川芎 葛根各半 如有白苔黑點而滑者用炮附子乾姜各五分

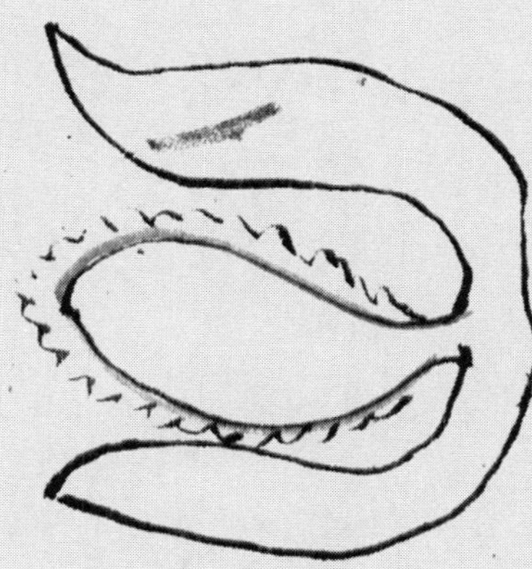

服分用乾姜水化原寸青皮各等分研
細末攃之即愈

第五十一圖

爛邊舌

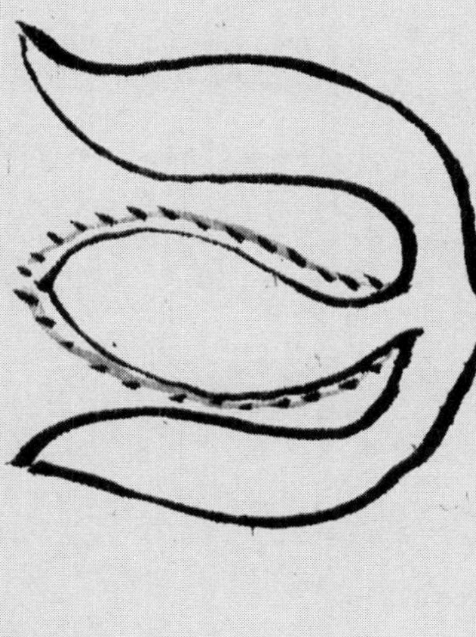

此症因脾家濕熱不清大舌边上卷痛白点而爛六味湯加小生地錢滑石二錢淡竹叶錢苡仁猪苓各錢澤瀉車前甘草梢各錢二服后用內服爛用此治法外

用吹藥

第五十二圖

紅點紫舌

此因心脾二經虫極
咽旁口紅點紫色
作爛而痛或身發赤斑六味湯加熟
石羔一両葛根三钱川連一钱黃芩二钱黃柏一钱
木通山栀各钱甚者加生軍二钱如六脉不

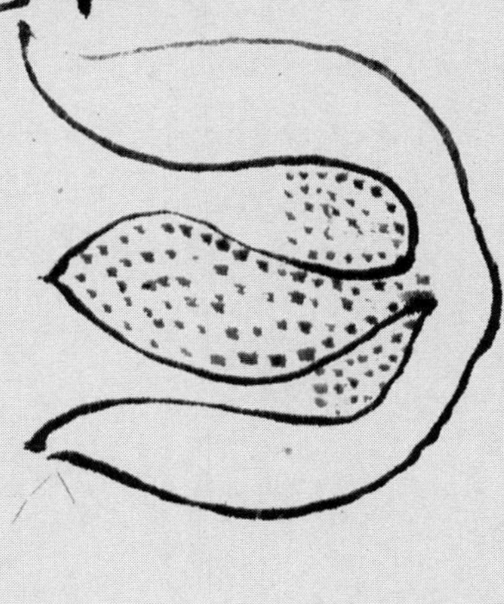

敖不可用此方外用吹藥搽之

第五十三圖

純紫舌

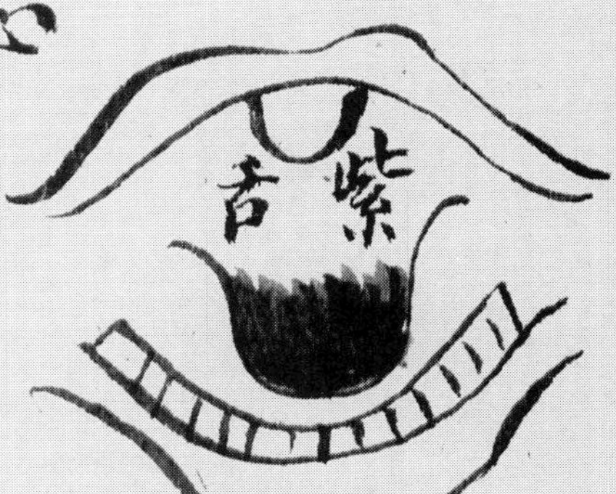

此症因傷寒用葱酒發汗酒毒入心以致大舌純紫宜用升麻葛根各錢滑石人中黃各二錢木通錢如心煩加山枝淡豆豉各錢惡心欲吐恐防發斑加

芫荽子　又芫荽汁燒酒擦背心為妙

搽葉為妙

第五十四圖

壓舌蓮花

此症因脾家生虫生多積久而發生于舌根内面其窠如蓮花一壓患上即針出血擦藥再針左右少商穴六味湯加草河車錢當歸錢尾赤芍錢川連錢生軍錢山梔木通

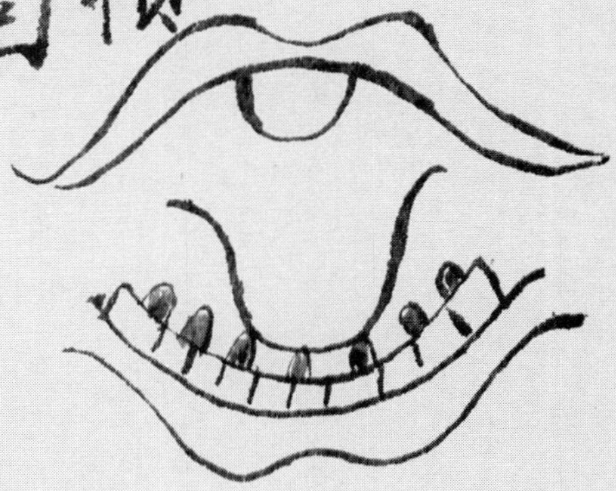

生地钱 山甲斤 生石膏半斤 十服 如紫不退用

十八味神药收功

第五十五图

重舌

此症生于大舌々下又生一小舌以致大舌反粗缩短小舌長痛此乃脾々毒也左寸右関兩脉洪大者是也久々必爛々則難痊初起即針出惡血搽吹药服黄連解

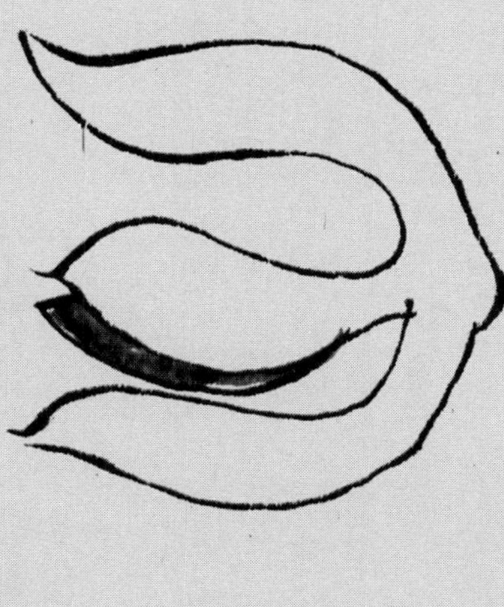

毒湯加生軍半兩瀉七八日即愈玉樞丹

十八味神藥亦可服

第五十六图

蓮花舌

此因心肺之火飛騰舌底即針刺出血吹药

用三黄石膏湯加甘草七草河車半分針

商陽穴即愈

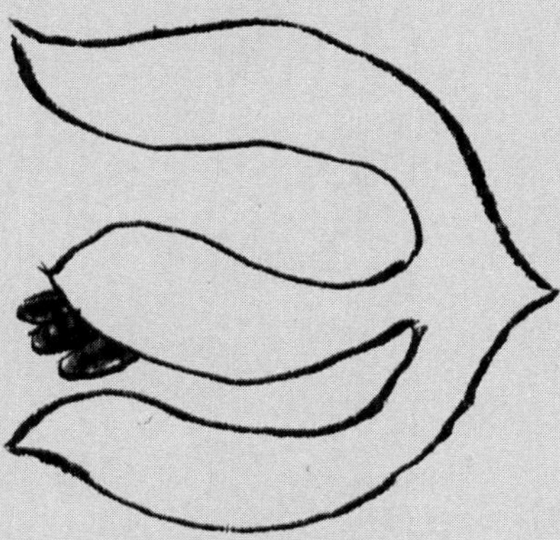

第五十七圖

走黃舌

此症因嗜酒太過遇寒而致大舌乾黃以三黃湯加枳椇子生石膏人中黃身發寒熱用大柴胡湯加羌活再如嘔吐心煩脈象洪大加生軍半佐以牛蒡赤芍乾葛

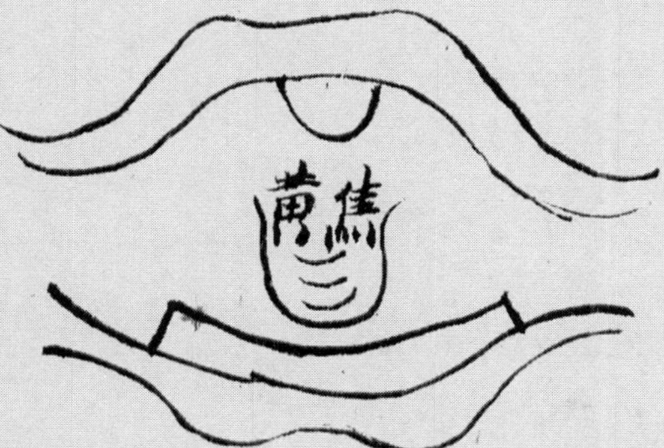

類再三不應

第四十八圖

舌上珠

此因心脾積熱舌生白
色大小不一亦有微紅者
六脈洪大搽吹藥內以三黃湯加石羔、[illegible]、
兩東、半地丁、半蕉、服玉樞丹如此六脈
遲細不可用前藥

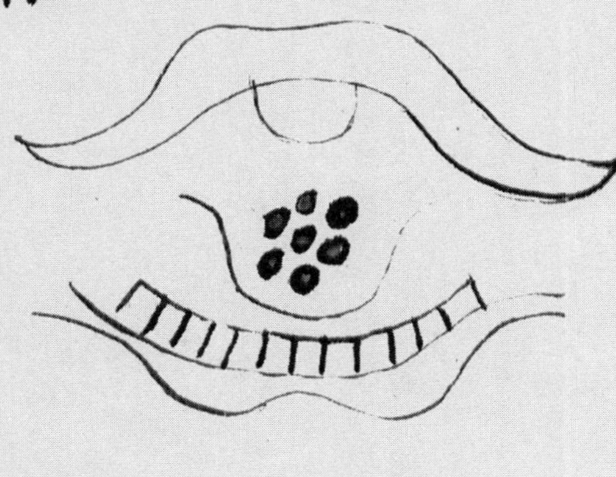

第五十九图

右下珠

此症因脾肾两虚用

六味汤加盐水元参生地盐水知母黄柏木通

各等分搽吹药解药照前

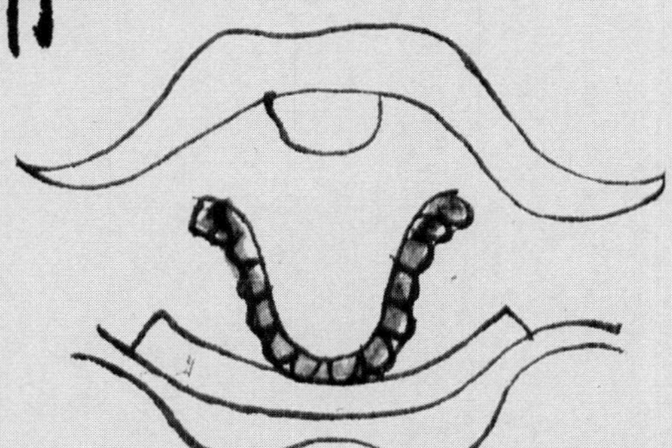

第六十圖

左雀舌

此症因多食煎炒炙
煿之物積毒於胃
故發舌之旁生小舌近於牙根初起針破
出血搽吹藥六味湯加三黃湯清膈散治
之久之必爛用龍骨生肌散收功

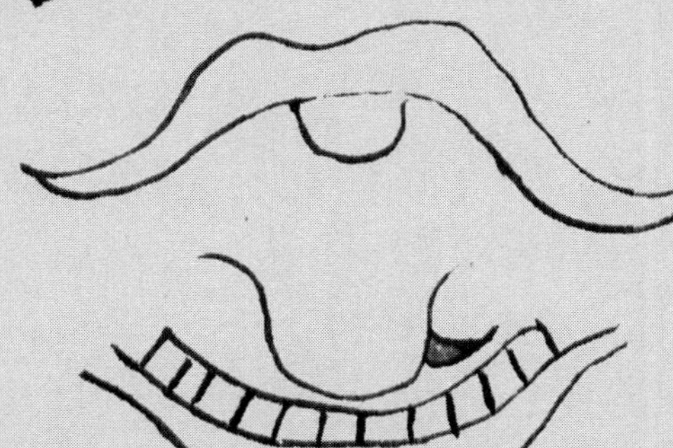

第八十乙圖

右雀舌

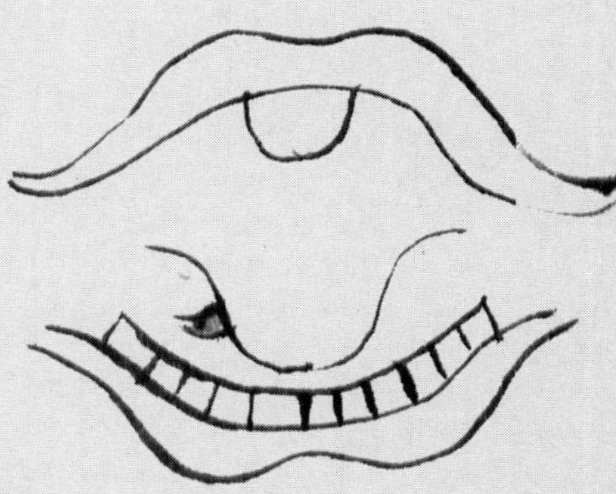

此症亦因積毒而成治法如前大同小異

六味湯加犀角地黄湯擦藥同前

第六十二图 小舌门右症

胃火小舌

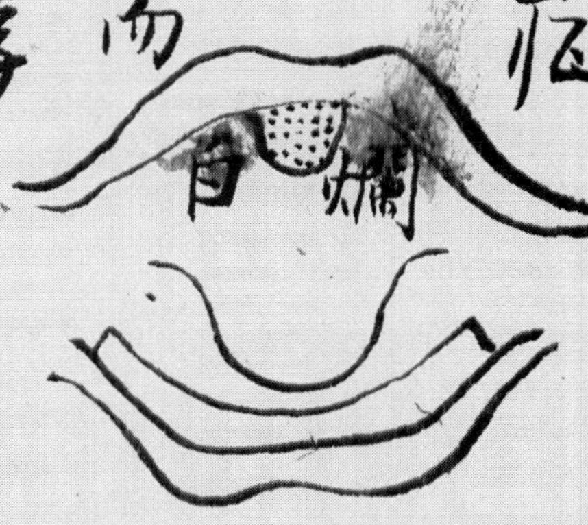

此症因脾家火毒积久而发小舌生白点烂胃脉浮洪六味汤加生石羔两酒炒黄芩钱花粉钱葛根钱山栀钱服此不应用吹药兼服柏枝汁此乃多食炙煿醇酒厚味或鱼背

刺傷非結毒可比也惟脉浮洪胃火也

沉實者毒須詳辨爲要

第六十三圖

積熱小舌

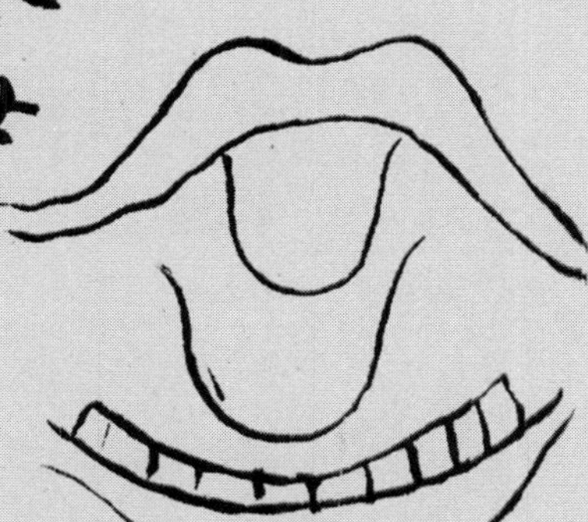

此症因肝胃二經火毒飛騰，所以小舌長碍，白衣裏满，噎物不下。

右圖之脉浮大，八味湯加山梔錢、連翹錢、酒炒黄芩錢、黄柏錢、玄生石羔錢、消石錢、赤芍、木通、葛根各錢、草河車錢，外吹藥用。

玉樞丹二三次印僉

第六十四圖

胃毒小舌

此症因毒結胃家發于小舌形如菌症胃脉沉而洪大者真結毒體症不可忽之有紅腫爛者治法亦同前用十八味神藥用玉樞丹半　土茯苓每日另煎湯代茶多吃為貴一月如不愈合結毒　紫金丹一

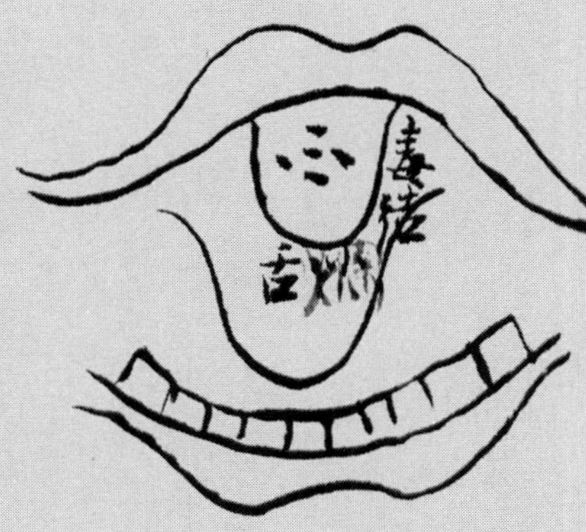

料冲玉樞丹同服土茯苓湯下每晚三錢

收功

又十五圖

純白小舌

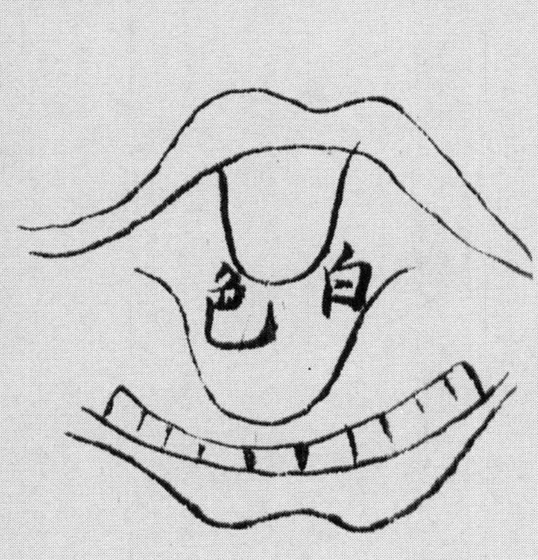

此症因胃家積毒

小舌忽變白色較大而腫痛甚右圖之

脈洪沉宜用玉樞丹每服七分或九十服

以土茯苓煎代茶後用廣橘葉銀花

湯下如胃脈不沉反洪大作火症看六

味湯加生石羔錢　酒炒黄芩　車前各錢
山梔錢　木通錢　滑石　當歸各錢　花粉錢半
山豆根錢　三服即出一痘，多則施治。雖痘
細察脉理，然後用藥，慎之慎之。

懸旗小舌

懸旗風生小舌下垂
其形圓圓核大紅腫
此櫻因胃火積盛而成兼火酒多食
厚味及炙煿宜用六味針患所

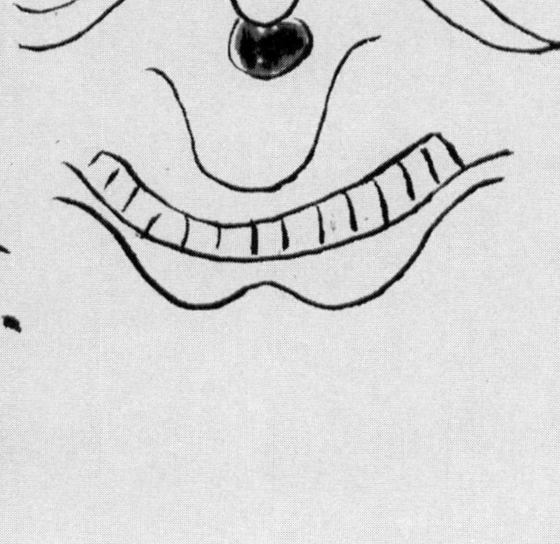

襟症门八症

松子喉疔

此症生于咽内小舌右右两边，形如松子，皮红而硬大，痛难忍，背寒身热，两寸关脉洪盛，乃风火郁滞之症也。六味汤加苏叶、赤芍、羌活、连翘、山甲、炒酒军、生草，来日去苏叶

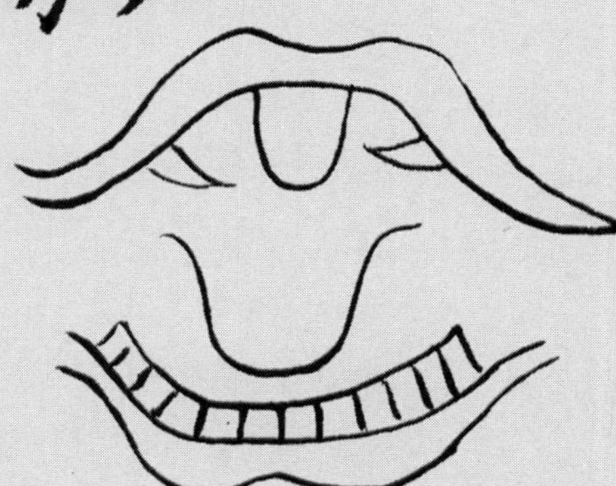

羌活、、味加乳沫、亦下玉樞丹半研細沖服

二日可愈，另以吹藥

走馬牙疳

牙疳之症因脾經積熱受毒太重而攻牙內先腫日久腐爛臭穢雖間世為急症齒落去血內里一穿牙腮毒攻內陷牙根頂舌里腐不退咽只不納以上見一俱為不治脉浮洪者生沉細者死大而

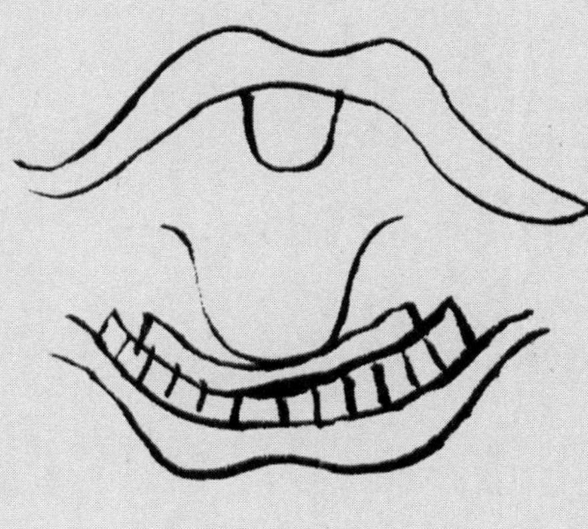

有力者可施治宜用重劑救之脉遲細者不能援照症詳脉治之如积未爛即針腫處出血搽吹藥已爛不必針用搽藥用黄連當歸根連翹犀角生地各五錢白蘚皮甘草知母花粉各等分生石羔五分草一兩東五分入大鍋煎服三四盅連服三劑如脉數便結者加生軍一分或者有救遲則不及矣

瘄疹應用方

犀角湯

芦荟清瘄飲

冰硼散

人中白散加犀牛黄 珍珠粉

茯苓粥 以上之方見金鑑

喉單

此症因肝火積熱動風而生咽口上部下垂根大形小紅色大痛先針兩邊患上出血吹藥漱六味湯一服來日加柴胡鉤藤京芍生地丹皮川柏車前子連召黃連

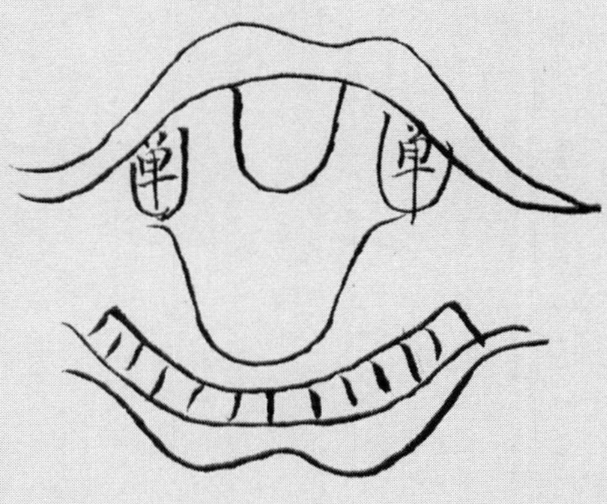

黄芩各半益服印盦

喉菌

此症因胎毒所致
或因心胃火郁生
於喉內如菌樣故名不可用刀針服黃
連解毒湯玉樞丹可使其不發甚然未
見全消者

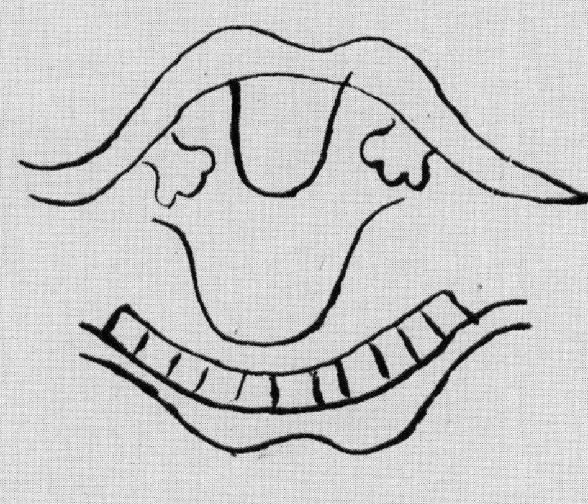

喉瘤

此症因鬱怒傷肝或迎風高叫本原不足急性者亦有之或多謂出太急以致氣血相凝生於喉内不時而發治以調本求原之藥玉樞丹地黃丸俱可常服難許

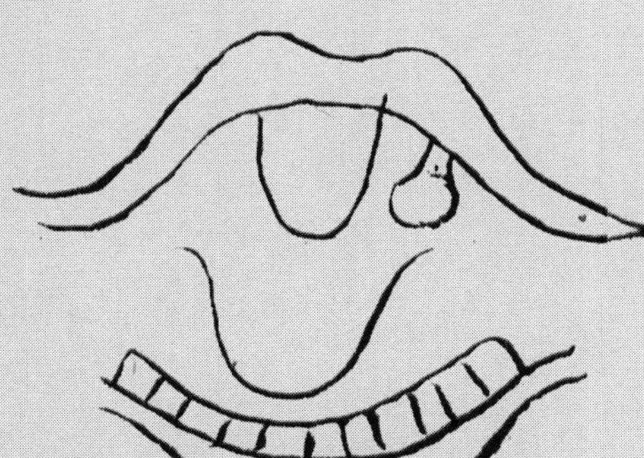

速痊耳方以吹藥

又喉瘤

又喉瘤亦有生於肉外亦名瘤治法同前地部各别故绘图留阅

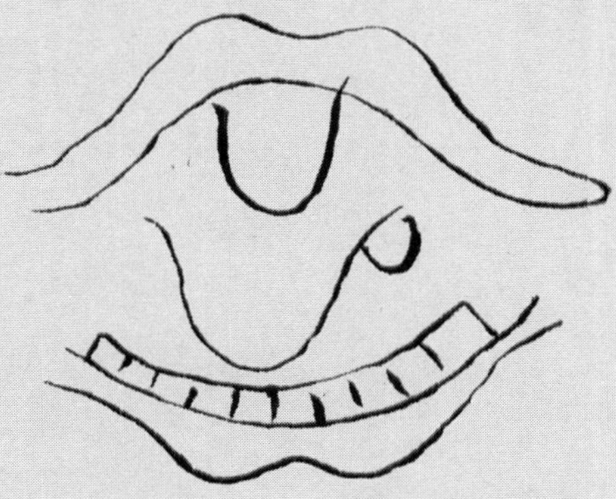

左陰瘡

此症生於頰車之下內熱分寒皮色不变身发寒热腫大如饅又如鰻鯉瘟六味湯加荊灵丹一服用药化下如变红色用喉

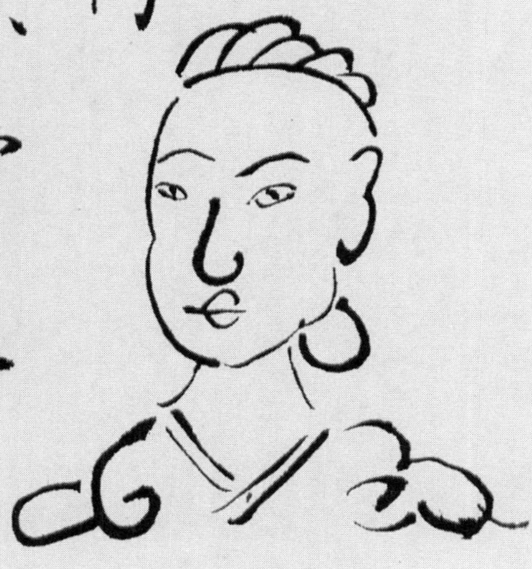

瘧藥治之，便結加生軍、平，玉樞丹六可服。瘧病少陰則如此，若少陽用柴胡、生薑，并六味湯散之。

右陰瘡

此症治法同前否則分用北京硇砂膏貼之常吹海藍皮点之可消

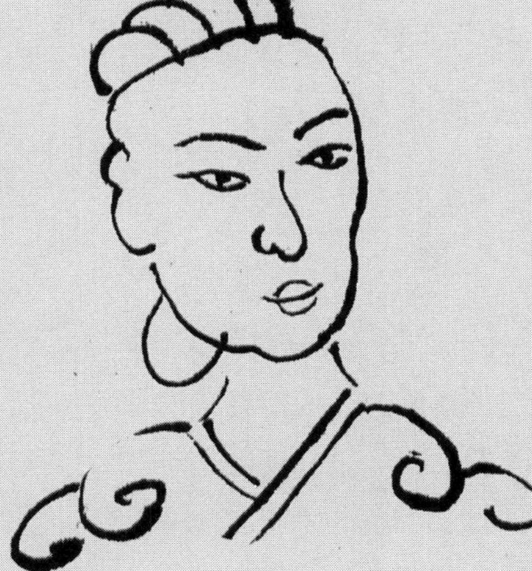

喉科湯方集

七十二症主治六味湯

此方不論紅白初起時服一劑後再照症加減

桔梗二錢 生甘[illegible] 薄荷八分

防風二錢 荊芥穗二錢 炒殭蠶二錢

八仙散 喉內爛破是藥不可少

人中白五分 生軍一錢五分 元參五分

生石膏半　黃芩各半　製皮硝八分　元明粉七分

輕粉半　殭蚕二分

右藥九味為細末用蜜為錠每重二分

舌津化下進之不許則腐爛自去矣

取少紫取以秋收之日取大半西瓜一个剖一塊

將瓜內子瓤淨去入以研細西硼砂二兩仍剖

取一塊蓋封吊掛風處七日見砂取下听

用

玉樞丹

治一切毒惟疔症即紫金錠又名太乙丹

每服七八分重症不限症兩服

十八味神藥方

川連五錢 桔梗三錢 當歸三錢 川芎五錢

地丁三錢 白鮮皮五錢 木通三錢 生龜板三錢

山梔五錢 淡黃芩三錢 連翹三錢 生草三錢

制乳香五錢 淨銀花五錢 角針五錢 焙蜈蚣每三錢

一結毒加土茯苓錢　生首烏錢

一火症咽喉加生石羔錢　大黄錢

三黄湯　三黄俱塩炒加石羔山枝

犀角地黄湯　加石羔

凉膈散　硝黄二味及瀉藥宜酌用

四物湯

八味丸　即六味加附子　肉桂　冷服

大承氣湯

黄連解毒湯

大茈胡湯

喉症秘集

内经云一阴一阳结谓之喉痹一阴者手少阴君火心主之脉气也一阳者手少阳相火三焦之脉气也二脉共络于喉气热则内结结甚则肿胀胀甚则气痹痹者不仁之谓也此咽喉之所由名而乳蛾喉痹缠喉风等症皆名曰痹　大抵风热者十之七火症十之三寒症十之一二也

醫者當審其病由參之時令必須大瀉其疫去疫之法先備溫水使病人漱口以點刺或吹藥令其垂頭流去疫涎候疫涎少止仍以溫水頻頻漱之如虛弱人及病勢重者須多着人扶持或用銀針刺其患處風熱則散之火症清之甚者下之陰寒者則溫之若初起驟用寒凉之藥則上熱雖未除中寒復生其毒乘虛而入即喘不休而死不可

救关慎〻慎〻

病昏沉痰多氣急飲食不進發熱不退牙關緊閉脈息微弱者病症必重〻

人事不醒　痰氣上攻　声如　雷嗆眼飛天柱倒陷面墨色　焦鼻如烟煤張嘴不定目睛突出汗流如雨　咽喉乾痛声啞無痰手足麻至膝蓋發喘及呃脈息如絲此乃死症不治也

臨症用藥生死反掌醫者不可懷希冀之
心故意延挨病者不可起懈怠之念以致
決裂古云走馬看咽喉不待項者即此
之謂也
遇症用藥後潰少腫退即愈如潰者用藥
後越二日即可進飲食者三日後甚不收功
喉癬用上藥後患處霧要變紫色之痛癢有時津
液潤澤者可治

用針刀須向自己勾束不 不可向病人口內剔去

咽喉忌下刀之地有四處

嚨化 ● 啞門穴 快向兩拗上

舌下筋

若用力其刀頭上須蘸以藥亥申藥麻不作痛

看舌先視其脈之經重而後看其患處若脈絕脈怪脈危則毋須用藥矣因[illegible]毒

已入服此藥力之可以挽回也

纏喉風及陰虛喉癬之症最險而難治其症而不易辨其纏喉風內外之形其患生咽內上面有紅絲如未入心者可用藥已入心則不治如遇此症宜乎早治若至一日半日之內治之可保無虞其陰虛喉癬如癆螺皮形有青白點子高低大小其象如着天瘡子其症雖危而日子最久或病一年或

半載或一月半月而死如缺病在半月之前治之十症可得九全

有喉腫腐大色變紅者即成膿之候可不刺而自潰也喉症用糯米泔水或甘桔湯或薄荷湯俱可溫和為主山查煨燒磨細末並藥內可加一撮乃消膿去毒治喉之可藥也

喉症計有念四大症

一丈攻兮喉痺成　或生左右小核形

鮮紅極毒光如鏡　痤生喉間風熱勝

其瘡形小而□圓，初起或消或刺，出血如黃色紫紅，平塌光如鏡者不可刺，宜內消，因其毒發于本原故也

右症名喉痺

積熱風痰喉痛看閉　因生血泡在喉間

忽然痰塞櫻桃似　速破刺流涎病即安

其症宜菱末先用針點後吹子丑二藥

右症名喉痹
恶寒恶痛名陰毒　内外無形氣短促
胸前紅腫呈多寒　若見紅絲針貴刺
藥宜發表吹藥先用乙藥如見紅絲即刺然再用
子藥
右症名纏喉風
此症謂之飛絲毒　口中若泡牛黃退
絲根點破血走心　忽然嗆從絶難禍
用針挑破血泡上丑藥再吹子藥並藥宜清散一去痰

右症嗆雁風　口不言語牙關塞
啞瘴喉症犯咽渴　風疏痰降即無危
面紫舌青涎流
此症牙關緊閉先用上藥、後用中藥吹、後搽之
風痰去盡為度，並藥先發表、後清熱

右症名雁風
脺、落蟲語口內腫　舌出頰將兩手弄
筆針患處去痰涎　解毒疏風清蟲痊
用三棱針刺破少商穴先用上藥、後用子藥

右症名弄舌喉风

烂破风症频频拭　唇上涂搽口内裂

看其患处深和浅　药用牛黄与子月

子丑二药和匀上之再以巳首收功并药清拭

右症名烂喉风

喉内肿如桃李形　或左或右单双名

此症早治可速退　疫消毒散自然平

此症不论巳、戊、未、戌皆可刺其形大而长则用巳药

次用子丑二药收功　并药先黄素后清拭

右症名單乳蛾

七情鬱結痛成癰　六日之內可刺膿

不治須防成冷瘻　已生和合定收功

此生左候膿化合以正中剖四五日以可刺之早防發

惟未刺之前及未潰前宜吹之藥後用中藥潰後

用子藥合和勻丹藥　並用吹藥後以清熱

右症名喉癰

太陰脾土足陽明　二火交攻疔即成

患在牙齦如豆大　排針點破即安寧

先用中藥　後用子藥

此症雙蛾因胃熱　壅而宣露弟流血

藥用酉末即能除　清胃益血未功奏穩

先用子藥、後用酉藥再用末藥々桂止血藥前並

宜清胃火

右症名牙宣

舌病心經受風熱　忽然惟破口難說

看時左右共宜針　藥用枚速火氣滅

吹申藥看患色黑腐用小刀點之出惡血後用子
藥

右瘡名木舌

蓮花之症看何如　三舌攢在舌底病
成字頻搽再更點　淨火清心莫小差遲
用申藥吹之不退再用成藥上之症用清血解
毒藥並服即愈

右症名重舌

佟雅不出獨心勞　舌上生來似小桃

藥用黃連解毒飲　吹宜冰片不須刀

用子藥吹之

右症名重腭

小兒腭症屬於脾　里腐潰用真不宜

子月牛黃茲卯月　穿牙腮並及齒邊總難逃

先用米泔水洗淨或溫水亦可然後宜用子丑和

勻搽上如不應乃陰症也　兼藥解毒清胃為主

右症名走馬牙疳

疳疹痧後口生疳　烟生牙齦癰毒傳

若是見痧生滿口　須從心胃二經參

吹子丑卯藥　並藥宜清心胃之火

右症痧癰口疳

双蛾兩〻生喉間　咽上輕兮咽下難

氣吹好似紅李子　輕消牽刺去風痰

形分双單蛾同刺不論巳戌未戌先吹巳藥如不

退再点子藥　並藥先發表後清熱

右症双乳蛾

痛向微白鸭蝗疔　腭上生来韭叶形

内不胜兮发寒热　速宜针刺自然平

用中药点去恶血后上子药　并药有来

症即发热[illegible]热用针毒清热

右药名鸭蝗疔

两坳深处患连珠 坳凹字　初起[illegible]用白色馀

日久微浅八九点　药用子丑病当除

用子丑二药和匀吹之兼上寅药　兼药宜

清热解毒

右症名連珠風

癖症原來由挾肺　斑生苔藓如蠟皮

時時发热频频嗽　面赤声嘶痛而處

大症虚弱不宜發表用滋補兼解毒

上半月痛甚者乃氣虚下半月痛甚

者乃血虚也

右症名陰虛喉風

楊梅結毒癬由生　乃白喉中穢氣閉

白色更黃饒可治　將金子丑共追尋

用子丑二藥和勻吹入後用耳藥收功並宜解毒

右症名楊梅喉癬

咬牙即是鎖喉風　毒在牙齦胃火攻

不治恐成牙偏症　用四龍胆子收功

右症名咬牙風

先用原葉抹牙齦縫中出腥不退再用子藥　藥並清熱解毒主之

汪氏秘授丹藥編目

子月　丑黄　寅用　卯水

辰龍　巳金　午織　未聖

申經　酉樹　戌雪　亥生。

月黄用水龍金。織聖經樹雪生。

子藥

飛硃砂乍　硼砂半　紫元明粉半

梅片朩

研細末治喉中潰爛長肉生肌生新

玄腐

丑藥

雄精　下　橡皮灰　胆凡火煅二分

研末治喉口內腐爛用些許　切不可多　孕婦忌用

寅藥青

青黛五分　人中白半　黑山枝半　梅片半

廖林　切忌用黑棗去核三分每個包朴硝于棗內火上炙存性淨末半

研極細末治口瘡如神

如患過傷寒後口瘡易加坑磚一角火煅研

末五更用

卯葉

梅片五 雄精五 靛花即青黛五 元明粉五

硼砂五 粉甘草五 川連五 人中白五煅存性

銅青炒煅 黃柏五 雞內金五 鈔紙式張上寫某月某日合煅存性

枯礬五 鹿角霜分

研極細末乃解毒退腫生肌去腐又治

陰虛喉癬極妙

辰藥

上好胆礬冬月取青魚胆汁和勻成塊陰乾

刮下用磁瓶收貯

研末治中風喉閉不能進口不能開用雞

毛醮抹兩牙之底令其流出痰涎少頃即

用矣其藥須過一二年始可用

巳藥

梅花下五厘 雄精、末 焰硝 焰硝佳 好牛黄五铭 牙硝煅

巴药、性与单药同，若论其功更速，如痛腫者，巴药、後用单药吹之

又治单双蛾初起一二日用此药，用疲即愈，未溃可用，已溃不可用，孕妇忌吹

午药

川連末 明礬末 牙皂末去皮弦，後乃以新瓦上焙存性，研细末，[illegible]再入上二味药末

和匀再研吹時着人扶將病人頭其患即流去惡涎其藥不可多用如聲似雷音以溫水徐徐漱〻治喉中痰塞其功與他藥同但其性太猛不[illegible]宜輕用不如用下藥穩當服時看痰鬬〻孕婦忌之

末藥

雄精二分　朴硝半　硼砂二分

右三味研末如喉嚨緊閉不能吹藥用此藥

吹入鼻内其口即開〻後或点〻或刺〻或消腫用申巳〻藥如腐爛用子藥　一切喉症已潰者皆可用

申藥

元明粉两　雄精钱　右二味研末

去痰消腫不剛不柔神妙莫測[illegible]孕婦及虛弱人病虛沉重者皆不可用

酉藥

鷄内金須不落水者瓦上焙乾為極細下末干

吹患上即止痛

如腐爛疼痛加子藥若要收口加兒茶末

戌藥又名紫雪丹

硼砂錢　元明粉錢　青鹽火煆紅放在地上一宿退火毒存性淨　原射錢五分　冰片錢

末

研末擦重舌蓮花舌蚌癌不必用

亥藥又名回生丹

巴豆廿一粒生研另入銀罐內漆〻看研枯去巴豆而豆〻四圍研底

每研另加小薑黃末半麪糊為丸用

雄黃末爲衣如桐子大每服七粒

薑湯下　用原藥後可服七丸　重者

用〻輕者不可妄用

此丹開關竅降痰乃救危回生之靈

丹也

青金錠

元胡索一枚弍枚枚重辛牙皂十四条去皮
青黛六分　麝香六分五厘共研末
用水泛丸重五分遇症用新汲井水
磨化以绵纸条蘸药入鼻孔内如病
沉重者研末吹之如小儿惊风夜中
風吹可用

鎮逃散
即已药玄雄黄青治双乳蛾即效如神

玉鎖匙

明礬乙兩　銀罐內溶化即下巴豆二十一粒　候礬枯取起放在地上越宿收，去巴豆用礬研細末　治瘡同上　孕婦忌

綠袍散

厚黃柏二兩　青魚胆收

黃柏火上炙乾取起以青魚胆塗上，再炙再塗以胆盡為度切片研末加

人中白二分　青黛二錢　梅片二錢　胆矾二錢　硼砂二錢

研末治口瘡疔瘡

喉蛾穿方

人手指甲清水洗淨瓦上焙黃色為

度每甲末一分加梅片乙厘

又方

用壁錢窩將銀簪夾住向灯上燒

灰研末吹之

牙宣出血

七叶一枝花即三七 用七分 加牛膝三下

梅片少许 研末吹之如神

通用散

青盐五钱 白礬五分 硼砂一钱

咽喉肿痛滴水不下吹之止痛

走马牙疳

梅片二下 人中白二钱火煅 东砒石五分

大枣七个去核将砒分作七處入枣內炭火燒烟將盡取出存性

用米泔水洗患處將藥抹上如往

既上擦更當附煎方

生薑　元參　防風　皂刺

蔓荊子　蟬退　石羔

忌發物並炒椒蒜

擦過前藥用此方白水煎服三劑

穿山甲方

穿蛾方

土大黄 晒乾研細末 土大黄自採者佳

用箸頭蘸藥點之蛾即破

喉蛾方

麝香 二分五厘 梅片 二分五厘 膘硃 五分

牛黄 二分五厘 黄連 五分 硃砂 五分

兒茶 五分 血竭 一分五厘 硼砂 [illegible]三分

右藥為細末吹患處

附漱口方

防風　甘草　銀花　栗蒲壳

荆芥　鹽梅　薄荷

各等分煎水漱口後吹前藥　忌發物並烟酒辣等

治喉痺喉疮喉炪等症效驗方

一名回雪　一名品雪　一名晶雪

回雪

麝一分　冰片　下　牙硝　平

硼砂四分　右药为末磁瓶收贮听用

品雪

冰片二分　牙硝二分　硼砂四分

右药三味为末收贮听用

吕雪

牙硝二分　硼砂四分

右二味研末收贮听用

以上三方均忌火研极细每次吹一二分大奇效

治喉風喉痺喉蛾等症

喉科第一仙方藥凡遇不治之症吹此藥

即可開關

真牛黄一分 露蜂房一錢 取黄色者佳煆存性

大梅片一分 真青黛一分 熊胆一分 西硼砂一分

以上六味道地戥準分為末揀五月端午

日午時淨室中奉末修合百中百驗

不可輕忽

又第二方

真牛黄一分　冰片一分　硼砂一钱　雄黄一钱

川连末五分　川柏五分　硃砂五分　青黛二钱

青鱼胆二三个

右药九味照前方合式收藏听用

治疮风

蛇蜕　洗净不拘多少放阳瓦焙灰研细吹之即愈　或加冰片更妙

加味冰硼丹　喉科最〻妙之藥餘症加
添于後　歙西澄塘鄉谷先生秘傳

西硼砂　一錢　飛朱砂　一分　山豆根　焙干研二錢
元明粉　一錢　飛青黛　二分　牙皂角　焙研一分

右藥六味各研極細末秤準加上二大梅
片四分和勻研月藍色以細為度磁
瓶收貯餘症酌加後藥

一白腐加青魚胆少許

一火盛加熊胆少许

一牙疳腐烂加制人中白

一烂甚不堪加青果炭退火

一生肌加珍珠西牛黄

一红肿不消加灯草炭退火

一舌肿加生蒲黄

一舌出血加炒蒲黄

一喉间被物刺伤加海浮散

一痰盛加　直殭蚕焙干研

一閉悶加　玉鎖匙

一喉間腫脹加　露蜂房焙干研

一方内珠黄價貴窮用而力不足備可於藥家自備蒸加入藥應如反掌至安至善余授此方乃和、妥當未不易得也如有喉症亦治一切加法依方搀入若心施治爲主此方垂賜時變通不一定也

玉鎖匙 開關最妙之药

蜒蝣粉 不拘

焙研 干皂角 四分

右之味研極细末和匀再加研一番收用

装蜒蝣要伏天夜取用碗盛吐泻其泥

盡越日以清水洗净以磁盆盛之以炭火

置于日光照射之處將盆放在火上炙干

上晒下炙以一日炙干为度否则气秽不堪用也

此方亦為潘鄉谷所秘授後人勿輕視

附外拔異功散

專移癰疽易痊者順不痊者逆外

治毒藥不可少

斑蝥四个　糯米炒去頭翅足

全蝎七分　沙洗

血竭 六分 另研

乳香 六分 去油

没药 六分 去油

元参 六分 焙干退火

寸香 六分 当门子佳

梅片 六分 老式正号

以上共药八味均择道地

新八将

甲珠半　全蝎半　班毛半　驼背老半

蜈蚣半　蝉退半　土狗半　梅片下

右药七味去頭足烧酒洗

此药去瘀生新不可多用　若要去内

毒加推車虫雞嘴尖煅存性斷次自

出矣

莧急慢驚風单方　應驗如神

葱塩搗爛拭四肢前後心足心至膝細
〻擦遍頭即愈　忌用針刺以傷原耳

主上服升降方　也主上時男升降腰脇之虚坎
用藥如此
當歸身二　青去　茯苓去
生白芍二　石斛去　生地黃去
黑料豆二　丹以去　石決明二
杭菊二　炒黃芩二　茯苓大小
若別無力加西洋參二
孫子蘭下

咽喉秘要全書

提要　陳玉狀

安徽博物院藏新安孤本珍本醫籍叢刊

第七輯

内容提要

《咽喉秘要全書》，一卷，清代新安醫家言立誠參訂，是一部關於咽喉科疾病辨證施治的經驗集。

一、作者簡介

言立誠，清代徽州人，生卒年不詳。關於其生平，地方誌、史書均未見載。

二、版本

《咽喉秘要全書》現存一種抄本，抄成於清宣統二年（一九一〇），現藏於安徽博物院。全本共一冊，四眼綫裝，開本尺寸縱二十一點二厘米，横十三點七厘米，无框。正文半葉九行，大字每行十九至二十一字，小字雙行字數不定。手録人為荇池（艸池），文末後記『浮石山人書』字樣，是否為言立誠之號或原本作者之號無從考證。首頁有『寶儉堂』『朱璨之印』印章。手録者書法亦令人賞心悦目，小楷精善，墨色濃郁，始有正楷之剛勁滋潤，後有行楷之飄逸瀟灑。

三、基本內容與構成

《咽喉秘要全書》內容經考證為清乾隆年間《咽喉經驗秘傳》（蘇州人程永培校刊）的手抄本。全書分為封面、目録、內容、方例、補遺五部分。首列咽喉總論，次論喉症備觀，再論喉症論治，最後詳述喉症制藥秘法，並詳列處方於後。喉症論治中，詳析十五種喉舌症，亦包括八種牙舌雜症的病因病機及證治要點。詳述九種喉症制藥秘法。最後是所涉處方及備用方，首列喉症口舌寶方四十二首，次列煎劑主方十六首、外科秘方十二首，均詳細記載藥物、劑量、用法、適應證及加減方法。卷末粗毫楷撰『浮石山人書』字樣。此後為附録部分，收録方例二百七十二首，均簡抄喉症方名及藥物。全文方記序號，頁有標碼，句讀標明。總論、分論部分頁眉處概括提要以批注，或總結或補充，皆簡短精良。關鍵處或圈或點，或加按語以評注。內容重要處或有錯誤之處，以紅筆更於右，或覆蓋其上，足見此書乃手録者案頭珍寶。

四、學術特色

（一）博覽兼收，廣納諸方

《咽喉秘要全書》將咽喉病症分爲乳蛾、爛蛾、石蛾、血蛾、纏喉風、喉痺、喉菌、喉癬、喉刺、舌心癰、木舌癰、舌根癰、喉癰、穿喉癰、上顎癰十五種喉舌症，亦包括牙咬癰、牙椹風、成牙漏、骨椹風、牙癬、牙菌、穿牙疔等牙舌雜症。首列喉症口舌寶方四十二首，次列煎劑主方十六首、外科秘方十二首。附録部分收録咽喉病藥方例九十六條、喉症煎劑四十五條、齒症煎劑七十一條、唇症煎劑十六條、舌症煎劑二十六條、制藥方法六條、咽喉補遺等症藥方十二條。所收録方劑均爲咽喉病所用，病症後有方，方後有病症及用法，均詳細記載藥物、劑量、用法、適應證及加減方法，後學者細察精詳，皆可效方，其中很多藥方較爲難得，探究價值極高。

（二）虛實分治，治法精詳

言氏也曾遍覽楊士龍九喉症及尤氏之書，但對其中詳於風熱而簡於虛實之辨存有異議，故而提出咽喉症狀類不一，症有虛實之分。總歸風火等證，有上下雙單虛實火熱之分，治有寒熱溫涼補瀉之異。業醫者，須知虛、實、鬱三症，觀形色，察脈理，然後制方治病。因此，其認爲虛實之辨爲治法之關鍵。實火，當祛風解熱；虛火，當補虛降火。陰虚火熾忌發汗，風熱内鬱，痰涎壅塞，宜發汗開痰。書中所收録治法甚詳，於每個病症之後皆詳述病因病機及治法方藥。

（三）治與不治，為辨之要

《咽喉秘要全書》論述了不治及可治的多種情況。『初發牙關緊急，過數日後，病未減。牙關反不緊急，唇不腫而紋如好人者不治』，如此之類，皆詳載於喉症病原細條。如此觀之，言氏對咽喉症的治療甚為謹慎。

（四）附録收載，以備於案

《咽喉秘要全書》在正文後以咽喉病等藥方收尾，其中涉及喉、齒、舌、唇之劑及制藥方法。此外，後又增補咽喉補遺等症藥方十二條，當時讀案所録，皆為所用，增補收録，以備於案，其中包括通關散、天水方等後世常用名方。及本書之尾頁，仍有『坐板瘡』一方手録於封面，可知本書為言氏案頭隨讀隨記之青囊寶冊。

安徽中醫藥大學　陳玉狀

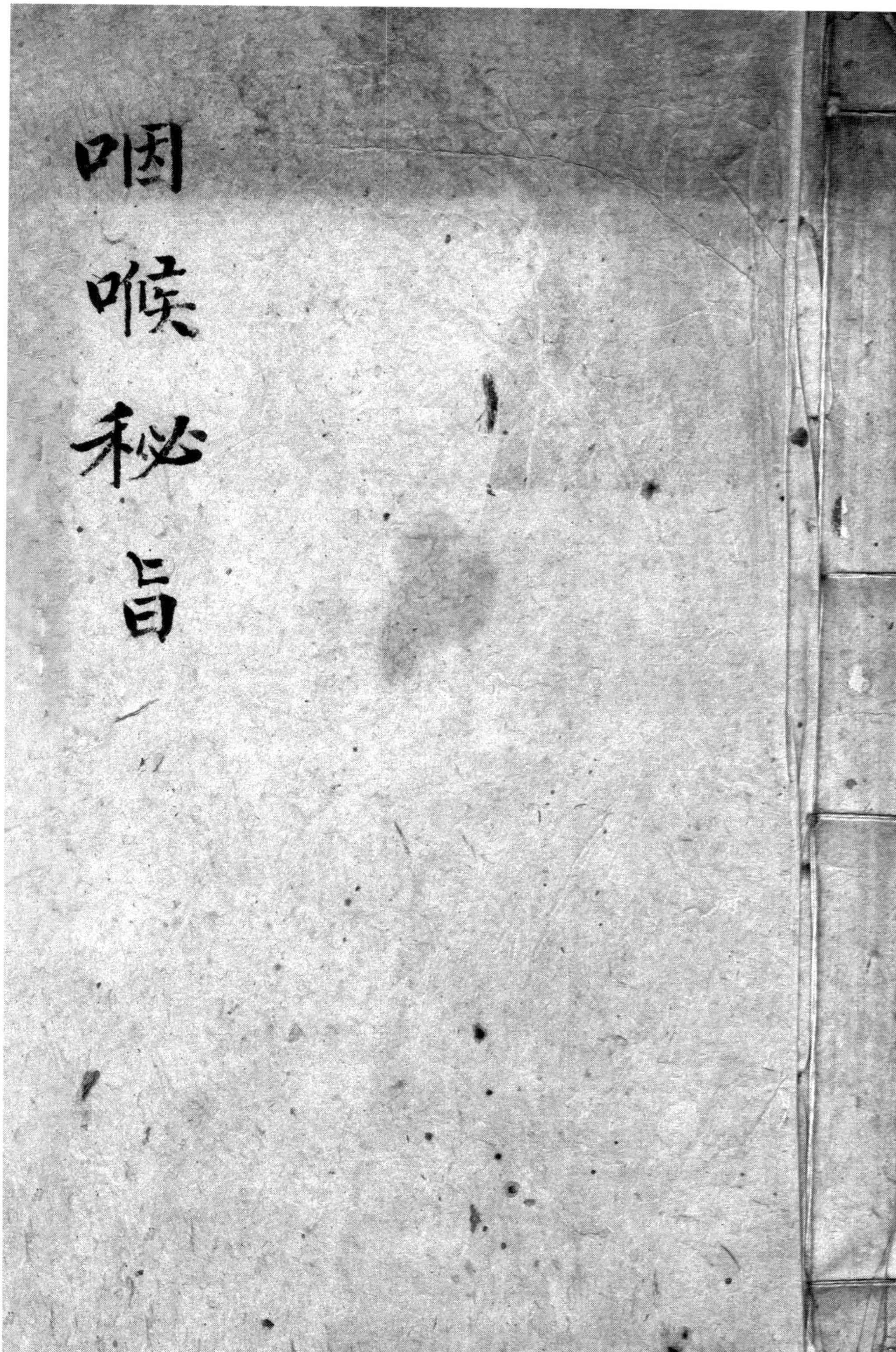
咽喉秘旨

旹在上章閹茂余月終臯月

荇范手録

咽喉秘要

咽喉秘要全書目録

走馬牙疳　馬牙

十八　紫舌脹（木舌風　舌黄）　舌菌　舌癌　木舌風

十九　重舌　擡舌　鵞口疳

二十　崩砂疳口風　連珠疳口風　頸癌　繭唇

廿一　牙疳　痧後疳　痘後疳

廿二　製藥秘法　碧雪　雪霜

廿三　片金　僵蠶　烏龍　不重灰

廿四　百草霜　蜒蝣梅　人霜

廿五 雪梅

廿六 口舌寶方 金丹 消腫除毒風熱開喉 飛禁 治螳螂子骨鯁 碧丹 治喉風喉癰單乳蛾

廿七 黃藥 治牙叉攩舌穿牙疔 涼藥 靈丹 珠黃散 治口疳

又方 治口疳 黑靈丹 治黑臭腐爛走馬疳 紫霞丹 治走馬疔發癢 柳青散 治舌碎

廿八 暖榮丹 治喉癬 陰陽散 治口舌生瘡 保命丹 開關散 珍珠散 治牙根腐爛

廿九 九寶丹 治口舌喉結毒又治廣瘡

牙漏寶方 青烏丹 治骨鯁 化毒丹 治胎毒熱游風丹毒熱癤口疳

卅 五福牛黃化毒丹

卅一 勝金丹 治頭癰托腮癰面癰腫痛不消 珠黃散 治走馬牙疳穿牙疔毒喉症碎者

二

犀角解毒丸 治小兒諸痘丹毒以及痧痘後餘毒並妙 延齡八味丸

廿二 蜜調膏子藥 治咽喉腫脹以及喉癰喉癬喉菌喉刺等症

實火玉液上清丸 治咽喉腫痛 又丸 治仝上

廿三 玉液上清丸 治喉痺 虛火玉液上青丸 治仝上 又丸 治仝上

花魁奪命丹 治纏喉風

廿四 四七噙化丸 治喉內有痰核痰咽不下吐又不出 蛾牙叉散 治咽喉腫痛 吹藥 治塞喉風

一切急症 黄袍散 治爛牙根蕉治口疳走馬口疳 藍袍散 驅腐丹

廿五 真青散 四味口疳丹 治爛函 八味口疳丹 能長肉

五寶昇丹　喉内結毒吹藥

卅六 氷黄散 内吹 外敷 十寶丹　治喉癌　单双左右蛾藥

単双乳蛾吹藥　又方

卅七 喉癬吹藥　纏喉風吹藥　喉閉吹藥　又方 三

卅八 牛黄益金散　三黄湯　青衣散　拔疔散　黄連消毒

卅九 扶脾清火劑　治牙癬　清涼消風解毒劑　立效煎劑

清涼飲　午服清涼甘露飲　治繭唇 此方在第十九頁

四十 喉癌煎劑　舌癌煎劑　齒癌煎劑

四一 清胃湯　虚火喉啞煎劑　頭頂陽毒痰症煎劑

三

陰症痰毒煎劑

四二 蘇子降氣湯　清咽消毒湯 治喉蛾喉腫 犀角地黃湯

涼膈散

四三 止血定痛散　接骨散　收珠方 治眼睛突出

長肉粉 治刀斧砍傷損 護心丸

四四 接骨膏　神效解毒膏 治諸般惡毒 八仙過海方

黃疸方　楊梅脈方

咽喉秘要全書

虞山言立誠參訂
會稽　　敬録

咽喉雖屬于肺，然有虚火实火之分，緊喉慢喉之説。

總論

咽喉為人身飲食呼吸之門戶，方寸之地，受病易於危險。其症雖煩，大要捴歸于火，盖少陰少陽君相二火，其脉並落于咽喉，故往往為火症之所結聚。君火勢緩則熱結而為疼為腫，相火勢速則腫甚不仁而為痺，痺甚不通則痰塞而死。內經云：一陰一陽結，謂之喉痺。一陰者，手少陰君火，心主之脉也；一陽者，手少陽相火，三焦之脉氣也。火者痰之本，痰者火之標。故言火則痰在其中矣。言咽喉則牙舌亦包羅于內矣。火有虛實之分，實火脈弦數，及舌上有黄屑，因過食煎炒炙煿，蘊結積毒，其症煩渴，二便閉塞，風痰上壅，將發喉痺，兩三日必胸膈不利，法宜去風解熱之藥治。虛火者少陰脈微，咽喉乾燥，因火炎上攻，酒色忿怒，二便如常，治宜補虛降火之劑。治病者必須知虛實、鬱三症，觀形色，察脈理，然後方用藥可也。

或論曰：陰虛喉痺，其症亦內熱口渴，喉乾，或唇紅頰赤，痰涎壅盛，自必尺脈無力，是皆真陰大損，水不制火而然。若火甚宜滋陰八味煎加減一陰煎之類主之。

實火。去風解熱。

虛火。補虛降火。

陰虛喉痺。自必尺脈無力。

喉症倫觀

嘗讀岐黄諸書。至喉症一門。竊念十里無醫。不可居之語。非謬也。俄頃之間。性命繫之。苟不醫治。將倉卒之變奈何。第方論繁多。會通非易。若不明于經絡。將執一方以冀僥倖成功。豈可得哉。乙亥春。余見楊士龍九喉症一册。其中分門別類。條目井井。製方亦簡而不繁。以為喉科之秘要。後又見尤氏之書。圖繪精細。用藥亦大同小異。然止詳于風熱諸症。而于陰陽虛實之大旨。尚未明晰。竊謂喉司呼吸。咽納水谷。乃人身之門户也。方寸之間。受病

陽熱〇涼瀉針挑〇
陰寒〇辛熱解散〇
陽虛上浮〇溫補回陽〇
陰虛火炎〇滋陰壯水〇
半陰半陽和解〇

最危〇喉（狀）類不一〇總歸風火第症有上下雙單（症有）虛實（寒熱）之分〇治有寒熱溫涼補瀉之異〇歷來方論〇醫咽喉十八症〇不知其中有十四症屬陽（熱者〇）治宜涼瀉針挑之法〇（有屬陰寒者治宜辛熱解散之）三症乃虛陽上浮宜（法〇有屬陽虛上浮者宜溫補回陽之法〇有屬陰虛火炎者宜滋陰壯水之法〇有屬[illegible]）用辛熱回陽之法一症半陰半陽（半陽者宜和解之法〇）用陽藥則傷陰用陰藥則傷陽最為難治倘一例以寒症治之不亦殆哉〇至經絡之別〇凡少陽陽明厥陰少陰四經〇皆有此（最能為咽喉）症〇（之患）蓋少陽之脉從膻中上出缺盆上項厥陰之脉循咽喉之後〇是二經者〇乃木火之臟〇故病因情志鬱怒而起者多屬少陽厥陰〇陽明為水穀之海〇其脉循咽喉較

三經而獨盛。故縱情口腹，食辛熱炙煿太過而起者，多屬陽明、少陰之脉。上挾咽，繫舌本，腎臟有虧，水不勝火，陰火逆沖于上，多為喉痺。痺者，閉也，閉甚不通則痰塞而死。故曰一陰一陽結，謂之喉痺。一陰者，手少陰君火之脉；一陽者，手少陽相火之脉。火者痰之本，痰者火之標。言火則痰在其中矣。第火有虛寔，治宜升降，對症用藥，乃可安痊。業是術者，須知虛寔，鑒之症，觀形色，察脉理，然後制方治病，其庶幾乎。

言立誠識　六

陰虛火炎　忌發汗

風熱內鬱。痰涎壅塞。宜發汗開痰。

喉症病源

細條

治喉癖（陰虛火炎之）最治忌發汗。（汗之則真液虧其火更甚。若風熱鬱痰涎壅塞急宜發汗開痰非汗則鬱者不伸壅者不決必出氣壅立絕無疑矣發之亦）悮人不淺。

凡口舌咽喉，不濃不泡，忌用刀針。（以意忌與）

初發牙關緊急，過幾日後病未減，牙關反不緊急，唇

不腫而紋如好人者不治。

喉內氣閉不通，無形無聲，為喉閉之症。若發于傷寒後者不治。初發寒戰，過幾日後再發寒戰，或見骨痛者，難治。

喉瘂，無痰，者，不治。不語，者，不治。略能語者。尚有可生之機。項、頸、及胸、背、肩、膊。俱紅、腫、甚，者，亦危極也。腫，甚，色，白，者，為，陰、瘂，不治。遍身上下生瘡。連年不已。作寒作熱。面黑而浮。身足俱腫。喜愛熱浴。身發大熱。燥天穿厚絮。怕見風冷。外寒裡熱。毒火上升。而結喉內痛，而，無形。熱，極，生，痰、痰，塞，而，死。

舌、腫，滿，口，者，不，治。色如胡桃、如茄子、如硃砂紙者，不治。今可治

署一、頸、俱，紅，腫。亦極，危，險。面，紅，帶，紫。面，青，帶，白。

七

喜坐低處，神氣少者，亦難治。

口舌腐爛，無血出者不治，不痛者亦不治。

初發時而大便秘結者，宜用大黄、元明粉下之。發過五六日，久不食而大便秘結，用之立死。蓋病久胃氣已虛，元氣已弱，雖大便秘甚，不可用大黄、朴硝下之，只用蜜導法可也。腮口內腫爛，用箸著結絲綿，蘸冷茶或清水，輕輕攪之，如痛者，用藥即愈；不知痛者，係肌死，難愈。

凡用藥總不宜純用寒涼，取効目前。蓋上熱未除，中寒溲起。毒氣乘虛入腹。胸前高腫。上喘下瀉。手足指甲青黑，不可愈矣。七日以後全不進食。口如魚口者死。舌乾燥如橘囊，如沙皮。吹藥後又無痰出者不治。須用薄荷銀花蜜湯潤之，再用藥。

夫喉咽處嗯腫者，可針而出血。又若喉花為帝中性命所關。喉司呼吸，咽納水穀，總為人身之門戶。況舌下紫筋為舌繫，下通于腎，其色白腫，切不可針，傷之即死。治喉症者不可不知。

傷之則死。凡舌下紫不可誤針。並華池居於舌下，其穴下通于肝，常注其液。

喉湯多涎多啞不救，施針可不識哉。

八

实火　虚火　鬱火

舌下有華池左神水右二穴或悞用刀針過用寒涼內火盛心火竭精神耗散津液斷絕不通舌挐橋囊者难治

凡咽喉症是火紅色虛火白色鬱火紫色

重舌發熱者猶可治也用箸按其舌其色雪白起箸即紫紅色者此身內血已死然口臭者尚有一線可生之机最忌口渴氣急痰多而稠如桃膠者不治死期甚速

症發三日前未成膿雖凶易治若五六日患處有膿縱使穿破內有膿窠不能速愈必多用口疳藥四府藥內

多加龍骨膿吹之爛處用羊毛筆或布縛着頭上攪淨患處然後用藥

凡喉先碎用長肉藥吹之後用碧丹如喉中無形亦紅痛者不重灰多用若用碧丹膏患處亦時冰片多於甘草將愈時甘草多于冰片

喉症屬肺喉間無形狀初起一日痛二日紅腫三日有形四日勢定發于喉傍治之每至三日後必發寒熱或頭痛者因過食厚味醇酒感熱而發藥用碧丹加金丹少許吹之內服甘桔湯四五日可愈

九

肺癰

又有喉連胸紅腫毒入于肺此係肺癰之症必用涼藥消毒方兼用蜜調藥加百藥煎為妙一云陳年醃芥菜滷能療肺癰妙不可言

寒热　脉

喉症不發寒熱者症必輕發寒熱者症必重重而面紅腫脉大有力者症雖極重為有元氣治之多愈重而面黃腫白亮無光彩脉沉細無力者乃火盛故耳總為神氣外洩而無陽也症難治發寒熱而頭不痛者易治發寒熱而頭痛者為發

大小便

傷寒難治二便利者為浮游之火但服清熱降火

喉痹

消風之劑可愈。二便不利者。內有熱。大非降火解毒重劑及導利二便之藥則不能治。

凡喉痹屬痰。屬風。屬熱。及是火鬱積熱毒所致也。（屬陰虛者，實症不外乎火鬱痰飛）（四字可刪）乃喉症之總名。辨云腫甚不仁者為喉痹。乃咽喉之重症。非總名也。

凡吹藥須氣平和。非但患處要吹。即四圍好處亦要吹之。然必頻吹為妙。

經閉

一婦人喉症腫痛。有因經閉、致火上升者。須服通經之劑。待其經通。而喉症自愈耳。

十

汗

一治喉症。有忌發汗者。有必針砭出血者。惟寒傷于腎。及中帝腫者。最忌針砭之。如內傷虛損。咽喉失音無可治者。喉症初發寒熱。即生喉。後身涼口不碎。人無熱症。或二便俱利。不可認作熱症。皆由陰氣虛寒而發。其痰不可吊盡。蓋此痰即一身之精神所化。與舌上乳蛾極舌之痰不同。寔症取痰。所以出其熱毒也。若虛症亦吊盡其痰。則精神耗而死矣。或吹藥。或用水換之法。使喉一通。即便服藥。第一劑發散利解。第二劑即當施溫補滋養之藥。設三四日再發寒熱。或心痛骨痛初起頭疼。

舌唇出血。虛火 實熱

筋痛等症。皆屬難治。

一初起頭痛。發在咽喉。須時時吹藥。不可怠緩。凡遇此症。即可知其起有幾日。

一喉痺爲瘍。爲風与熱。總係于火。大鬱積。熱毒所致也。至生乳蛾等症。大約玄風喉癬熱閉熱鬱可急。

一舌唇無故出血。虛火上炎。宜用理中湯。如寔熱宜用涼膈散。凡中央黃色。入通于脾。開竅于口。藏精于脾。病在舌本。或因風火所傷。則卷縮不能言。七情所鬱。則腫滿而不消。肝壅則出血。心熱則舌裂。脾熱

則舌強等症○熱宜清○鬱宜解○病即愈也○

一患齒症○手足陰陽〔明〕足少陰腎三經所致○如齒動搖而忽脫落者○腎虛極也○虫蛀出血○浮腫者○腸胃濕熱也○其穢腐爛者○火壅盛也○外冒風寒○或口吸冷氣○以致牙痛○皆外因也○寔熱○虛火骨蒸所致○氣鬱濕熱○皆內因也○齒為關門○雖屬腎○為〔腎〕骨之餘○然其上下牙床○皆屬于手足陽明二經○或因飲食煿炙厚味○傷于腸胃○以致濕熱上攻為痛○或出血甚○則搖動脫落○黑爛○宜清腸胃之熱○蓋腎氣虛○精氣不足○而齒無所養○故有此諸症○用

藥詳審。則病無虞矣。

一喉症初起。牙關緊急。舌喉腫脹。口臭而碎。或有重舌及舌上有黄屑者。發後身熱。二便閉塞。即作熱症用石劄敗毒散主之。此亦易愈之症。如起三四日後。漸發寒熱。症雖凶。亦不為害。

凡唇上乾而難吹藥者。用蜜調藥敷之。或用冷茶。或用清水濕患處。然後吹藥。

凡患口舌等症。吹藥後。舌上無涎。如乾橘囊者。不治。

凡喉中無形。只紅腫者。宜多用不重灰。若生乳蛾。亦宜

十二

即灯草灰

多用。凡紅腫者皆宜用。

一有碎處。必先吹涼藥。後吹碧丹爲妙。（患處有碎、先用長肉藥吹之、後用碧丹）

凡出痰。單用金丹。吹入喉中。方能吊出頑痰。須吹四五管。

方能取效。候痰出三次。可以去患。如大事。金丹乃取痰

消腫之妙品。吹法、必直對喉中重吹。俾藥力易至

而效速也。他症則緩吹可也。

凡喉症。以及痰症。非至急者。未必一二日即發寒熱。若至第

三日發寒熱者。症乃加重也。大小便通則易愈。不過浮游

之火上攻于咽喉耳。宜服消風清火解毒之劑。及通利二

便則火淺病去。若大小便不通。其症則重。乃內有寔火。用降火解毒之劑。

一舌腫脹滿口。吐舌在外。難以納藥者。用製殭蚕、製牙皂共為細末。和勻。少吹入鼻內。牙關自開。痰涎自出。然後以箸捲絲綿。蘸甘草湯。潤唇舌間。用涼藥多加冰片頻吹自愈。

凡舌重大。用生蒲黃加冰片吹之。舌出血。用炒蒲黃吹之。

一婦人患重舌。屢發屢治而愈。終未除根。醫者用刀刺破。出白膿如雞蛋清樣。治用以荔枝草搗汁。和酒服。遂不

十三

復發

一小兒兩唇俱腫黑。熱甚。服連翹、蒡子、煅石膏、黃連、山梔、生地、丹皮、只殼、桔梗、甘草、花粉、元參、木通。因身熱。加薄荷、前胡。大便秘。加元明粉二錢。通利即去之。外吹涼藥。多加薄荷冰片。

凡痘疹初起。服解毒之劑。重發散則易愈。解毒加連翹、蒡子之類。發散加紫蘇、升麻、防風、荊芥之類。忌用桔梗。

凡小兒黃色胎府。如乾橘者不治。病痘後府。涼藥中。去黃柏、龍骨。加牛黃。看病輕重。多少用之。

凡口唇有病者。必用煅石膏為君。以瀉脾火。以口唇屬脾。舌屬心。專瀉心火。有鬱有痰。加川貝母。不拘咽喉舌等症。如大便不通。俱加只殼元明粉。以灯心為引。病後忌用寒涼。恐傷大体耳。凡傷寒後患連珠蛾者不治。其症喉頂堅硬。目睛上視。故多不治。

凡遇口爛舌腐。爛甚血者不治。

凡治喉症。須出痰。加皂角少許。

凡治单双蛾及乳蛾。危在頃刻。將病人左右大指紮住。用艾灸大指間内處

喉症論治

乳蛾、爛蛾、石蛾、血蛾

多因風寒勞碌酒色鬱結化火而生。初起一日痛，二日紅腫，三日其形如細白星，四日勢定，發于喉傍，治之四五日可愈。一边生者為单蛾，两边生者為双蛾。蛾之白星上下相連，狀如懸纏袋者為連珠蛾。单輕双重，連珠生死反掌。旦發暮死。若子時起症者，天明即死；卯時起症，午時难救。此萬死一生之症。俗云：十里無醫不可居。即此症也。若傷寒後患蛾症者、喉閉者，均不治。

十五

纏喉風有陰陽二症　根脚喉風、弄舌喉風、鑾蛾風

塞喉風、鎖喉風有裡外

多因心中燥急。外受風熱而發。先兩日必胸膈氣緊。出氣短促。忽然咽喉腫痛。手足厥冷。頭如紋縛。熱結于內。腫攙于外。且麻且痒。喉中紅絲纏緊。喉腫而大。風痰壅盛。如拽鋸声。手指甲白色。手心壮熱。因心火燥急而發。一日而死。是其候也。最為急症。初起速醫可治。必用金碧兩丹。合吹。內服煎劑可救。若過一日一夜。則目直神迷。喉中如雷鳴者不治。採以灯火近患者口邊即吹

滅者不治。再見喘急額汗。命在須刻矣。

喉痺

內外俱腫。其故何也。素問云、熱生風。無風則不動痰。無痰則不動風。二、痰與熱相搏。急塞咽喉。內外腫脹。其色微白。身發寒熱。牙關緊強。語声不出。一日而死是其候也。此症治法、宜用遠年芦蓆座上作辮者、剪寸許、長約寸、煎湯飲之、立愈。

喉菌

狀如浮萍。略高而厚。其色紫。生于喉傍。婦人多患此症。此屬憂鬱。血熱氣滯而生。患者須守戒忌。治其初起。用碧丹五分。後用金丹二。碧丹三。和吹。又用頻嚥、吞調藥並煎藥。輕則半月二十日。重則一月、餘可愈。先將淡姑汁擦上。然後吹藥。速效。戒忌與喉癬同。

喉癬、嬌居嚮火似痛非痛名曰炎爛肺火所結亦要夫音相似之症之狀、

上腭間。喉生紅絲。如哥窑紋樣。又如秋海棠葉背紅絲一般。飲食阻碍。如食鹽醬之物。咽喉即痛。雖不喪命。亦不能速愈。用青藥頻吹。吞調藥頻服。煎藥內加土貝母、真青黛。宜戒憂患忿怒。酒色辛辣、煎炒炙煿等物。如此用藥一月可愈。若不戒忌。即用藥亦無效。或反至重。瘂日久

喉啞失音。必難治矣。此屬虛火上炎。肺經受傷。癆病者。多患此症。婦人產後。虛火上炎。亦成此症。治法與喉菌相同。

喉刺

咽喉上腭有紅點。密密如蚊咬斑樣。因久患癆症。重病既久虛火上升。精血已竭。此乃危篤。特須慎勿妄治。自招怨謗。

攖舌喉癰、即鎖喉攖舌　蓮花攖舌、側舌癰、三尖攖舌、

舌心癰、　木舌癰　舌根癰、

十七

凡舌下生一小舌樣者。為櫨舌。如連喉腫。即鎖喉櫨舌是也。痛為喉癰。如不痛者。非癰也。肥人性燥而感熱多生此症。大抵櫨舌兼喉喉癰。其勢凶。煎藥用犀角地黄湯。黄連小木通。吹藥在舌根。以及兩傍。時刻吹之。不可間斷。藥用金丹吹喉內。用金丹一碧丹十。頻吹。勿問可痊。如大便秘結。煎藥內加大黄元明粉。小便不利。入六一散。沖服大抵櫨舌無喉癰。發者常八九。

喉癰（又有双喉癰）

穿喉癰（外面亦穿破）

此症屬肺。又有双發者。項下俱腫。為鎖喉癰。又有惡症穿喉毒。因過食辛辣炙煿厚味。或因酒傷脾。感熱鹹食。濕鬱之火而發。亦有氣鬱而發。喉間紅腫而痛者為寔火。帶黄白為虛火。紫色者為鬱火也。喉中無形。只紅腫而痛甚。若發寒熱而狠痛者。重用金碧二丹頻吹。再服蠶調藥。及煎劑。四五日可愈。六七日成膿。「正宗」云。喉癰不刺血。喉風倒不痰。皆非治法。

上腭癰

生于上腭。發紫泡如黄豆大者是也。又名懸癰。用銀針挑破。吹用口疳藥。或和碧丹尤妙。

十八

牙舌雜症

牙痞（有輕有重 有穿牙痞）一名牙蜞風

初起有小塊生牙根向上或上或下或內或外其狀高硬腫痛牙關不閉口能開闔者但用紫藥吹之即愈或吹碧丹亦可

牙齩痞（腐爛者為穿齩毒）又名牙人

生于牙盡人中亦有雙牙齩牙根腫脹向痕突出牙關緊閉作膿口不能開先用金碧二丹吹入牙根後用黄熟香削成鑿子樣漸漸揀進牙關則牙漸開再將

此症初起緊甚，夜尤甚，雖不能速愈，亦不害命。

金丹頻吹。患處漸愈。其腫自消。

牙槌風即小兒咬牙根爛牙疳加胆凡吹之大妙

初起先齒痛不已。後即滿口牙根肉脹而浮腫。紫黑色。或縫中出血。紫黑塊。久則腐爛而臭。或滿口浮腫。齒不堅固。便成牙漏。極难調治。此屬腎虛兼胃家火盛。患者須戒色慾。內服清胃湯。滋陰降火等藥。外用口疳藥。兼涼藥。加龍溪散。再加牛黃珍珠兒茶頻吹。初起五日紫黑色。退至白色。再至五日可長肉。再五日可痊。切勿輕視。若久而不愈。甚至齒縫中出白膿。隨

十九

成牙漏。

骨槽風

此症大人居多。生于牙盡間。腫連耳項作痛。腫潰穿腮者是也。口疳藥加牛黄重用珍珠

牙擾

如豆大。或内或外。生無定處。此屬胃火。先用金丹、後用口疳藥。多加薄荷、冰片。内服煎劑。多加石膏、連翹

牙宣

齒縫間有眼出血。上屬肺。下屬腎。乃胃家實火上攻所

致。亦有胃虚火動。久則牙根腐爛。淡血常出。内服清火劑。

牙菌

生于牙根肉上。其狀如菌。小痤高起紫黑色。乃係血熱火盛。又兼氣滯也。用集藥口府藥吹。再服煎劑一二帖極。好飲燒酒之人。生酒濕傷脾。濕帖之火而起。勢凶而易愈。

牙疔

先二日發寒熱。後痛不可忍。牙根上發一紫塊。初起未破為疔。若破則為牙菌矣。治疔用金丹。略加碧丹吹之。

二十

内服涼血、解、毒。消、疔、降、火之劑可愈。治毒。用涼藥盡龍溪散。加牛黃珍珠兒茶吹之。內服煎藥。外用三黃散敷之。拔去毒氣。其腫自消。但色青者不治。紅色者可治。

走、馬、牙、疳、症重者。用大劑煎藥取效。脈虛證虛火。久病證虛火最重。

或因胎毒。或因痘後發毒。或因病後而發。皆因餘毒未盡。攻于牙。牙齦若腐爛。殺人最速。其色如乾醬。一日爛一分。二日爛一寸。故言走馬。言其最迅速也。如鼻梁發紅點如珠者不治。有齒者落盡而死。亦有爛至鼻梁。背左邊門牙爲牙中之王。此牙一落。餘牙盡落矣。此爲最重難治。若此牙不落。餘牙雖落。猶可治也。此牙疳與大人骨槽。皆要防齒落。重者並用龍溪散。加牛黄倍珍珠

馬牙

牙床上有白色如脆骨者。是和起小兒所生。乃胎毒之因。兒打噴嚏是其發候也。用銀針挑破。吹入飛仙葉更妙。單挑不吹藥亦可。當以金墨搽之。亦無妨。其症胎內已受熱毒。見風即生。含乳或吞或吐。或吞而不吮。其痛已深。若不急治。入腹即死。日日用銀針挑破。若過三四日

廿一

病即成矣。五日即堅硬难治。宜服清凉消風解毒之劑。後再用凉藥吹之。大約百日外免妄此症。攪口須用丝綿裹著指。不可用布。布性堅硬。恐傷必痛矣。

紫舌脹　木舌風　舌黄

此症属心火内必煩燥悶乱。单用青藥吹之。内服犀角地黄湯加减。一二日可愈。以下舌症宜黄多青少。倘有碎處。先用凉藥吹一二管。然後用青黄藥吹。

舌菌

属心經。舌上如木耳。或如菌狀。其色紅紫。此因肺氣、鬱、槀霊。

治用涼藥，薰用金碧二丹，頻吹，內服清心降火犀角地黃湯

加減

舌瘡

屬心火，舌唇皆紅而腫，大地角亦紅腫，又有舌上腫痛，黃色名為舌黃，亦心經火，治用金碧二丹，各半吹入舌根，煎藥內重用黃連梔子犀角

木舌風 頭面俱腫症與抱頭火丹相似又一種蟬舌風

其症舌漸腫大，狀如煮熟猪肝，不能轉動，一云：空熟舌腫而硬，飲食不便，此屬風火之症，又一種重舌，在舌根下

舌傍。脾之絡脈。
舌本。肝之絡脈。
舌根。心之絡脈。

重重疊出。如舌而短小。又如白蒲棗紫。青筋起附于舌根。總由憂鬱所致。俱屬心脾積熱。初起即治可愈。遲則難痊。先用金碧二丹。各半吹之。次用金丹。內服煎劑。如初起不痛不寒熱者。舌上漸漸腫出。亦不能速愈。

重舌

舌下或舌傍生一小舌樣者。色如水晶。或紅。或紫。吹用黃藥。一二日可愈。如初起發寒熱者。用青藥黃藥。並吹。重舌。論云舌傍係脾之絡脈。舌本係肝之絡脈。舌根係心之絡脉皆此三經受熱也。

擫舌 一名強舌 又名重舌

舌上生紋紋內出血不止。紅腫疼痛。藥內用黃連連翹黃芩桔梗升麻銀花等。加減煎服。外用涼藥。再用青藥黃藥和吹。以上舌症症若腫脹滿口。吐舌在外。難以納藥者用製姜蚕牙皂共為細末和勻。吹入鼻內。牙關自開。痰涎自出。然後以筋頭搽絲棉。蘸甘草水潤唇舌間。用涼藥。多加冰片頻吹自愈 凡舌腫大。用生蒲黃加冰片吹之。舌出血。用炒蒲黃吹之。

二三

口疳雜症

鵞口疳

口內白屑，即迷口疳，輕則雪口。病此大塵將危，亦似雪口形狀。

即名雪口。如雪浮占。輕症也。重則有根，為迷口。初生月內，小兒舌上滿口如白雪，似鵞口樣者狀，故名之。即此心脾積熱，乃胎毒也。若因魚口不合，嗆乳聲響，或作鴉聲者，難治。用口疳藥，加飛仙散吹之，頻頻內服犀角解毒丸，或用犀角磨汁。輕者不必服藥，或用薄荷汁去湯服，或服五福化毒丹。

硼砂、疳口風

自舌下。牙根上。腫赤作痛。如湯熱。牙根漸爛。以齒落。為患治用口疳藥吹。

連珠疳口風

自舌下初起小泡。初起一個。又起一个。甚者三五箇。以至八九連珠生起。治用口疳藥吹。

牙疳 即口疳

此症皆因五臟熱而發。若小兒因胎中受熱而發。其疳初起紫紅色。次黃色。治用涼藥加紅藥吹之。

頸癰

胸前紅腫。病形在外。須防內攻。入肺甚則喉閉出膿。不能飲食。或有口中吐膿者。又有面癰與頸癰。全更有托腮癰生于腮下者。或因食厚味醇酒結熱而發。三日內。俱防內攻。治用青藥吹之。內服煎劑。外用勝金散敷之。

繭唇

屬陽明胃經之火。其症因久食厚味炙煿過多。或因暴怒所致。於是痰隨火冲上流注于唇。初起時腫如黃痘大。後蚕（如繭）蠻罙出。腫（漸次）甚堅硬作痛。或破流血。久則难治。初起用麻子大艾元炙三壯。後用蟾酥膏貼自消。若有内症作渴。早服八味丸。

痧、後、疳

發于牙根。或舌。或齒。或滿口。在齒生者齒有脫落。（俱糜爛。）臭穢黑爛。（不止者不治。）此症最危。（一起即宜）吹藥用凉藥。加牛黄、藥肉、重用珍珠肉（吹之。）服清熱、解毒之劑。

痘、後、疳

如牙根肉上。但紅紫而有血者。易愈。又音要响亮。能

飲食都以及二便清利乃佳。如受熱毒。再加黑臭腐爛

不治。此證與前症合一治法

又法、製碧雪、將雪水約盃至三碗○取起于瓦器內○以竹片做成品字樣○放盆內○在露天過一宿○提起竹○則硝凝結于竹片上○去其苦水○再用白蘿卜煮洗○

喉症製藥秘法

○碧、雪 一名塵雪○一名鎗硝○味辛苦大寒、治五臟積聚久熱胃閉、破痰退結熱、

每硝一觔加用雪水四五盞○入砂鍋煎烊○傾入瓦器內○放露天過一夜○其硝自凝結于底○去其苦水○再用白蘿卜煎湯提二三次為度○取其味淡其性平和且留久不壞○必須臘月天明星夜○製為佳○

○雪、霜 一名玉丹○一名輕雪○味酸鹹寒、治口瘡、齒痛舌瘡、喉痺又能消風痰、

先用生凡十兩打碎○放入罐內○用桴炭煅烊○將銅筋攪礬化盡○次將上好鎗硝打碎○投入約十分之三○候烊盡○

投入白硼砂末。亦十分之三。一應逐漸投完。待礬沸起。
礶口。高發如饅頭為度。方架起四面上下武炭火。煅至
乾枯。視礬輕鬆横紋者。將真牛黄五厘。調水六七茶匙
滴礬上。仍在火上烘乾。用淨碗一隻。瓦一片。蓋礶口。取起
連礶覆淨地上。必先綿紙襯地。將礶合于紙上。再用大碗
合礶上。七日夜取起。收貯聽用。用時加冰片少許。吹之。此
丹若堅實竪紋者。便不堪用。輕鬆横紋者佳。大約火
候到者紋横。火候不到者紋竪耳。大抵後用武火為妙。
用舊礶乃不爆。若用新礶。必要烘乾。又不可濕炭上烘。

使濕氣入礶。一經火又不妙。但可留作蜜調藥內用。初起煅時。火宜緩。亦不宜太緩。恐使礬僵。不易溶化。如礬末溶化盡。便投硼砂。亦致堅塞紋豎。此丹宜多煅。愈久愈妙。

○片金 一名黃芽。一名金末。

揀黃柏厚實者切片。用荊芥為君。甘草佐之。煎濃汁浸柏片。浸至柔軟。無苦味為度。取起。亦用清水洗淨攤在上。慢火炙至金黃色為妙。有焦黑及泛白者取出不可用。再入白蜜漉過晒乾。研為極細末。入瓶聽用。

〇僵、、虫 即天虫

揀細直而腹小者為雄。身粗而腹大者為雌。雌者不用。將牙刷蘸水。刷去石灰。放瓦上。慢火炙至醬色為度。又要擘開中間。無絲筋牽連乃用。若有絲連者。再炙之。

蜈。須去頭尾。及足。用中間一段乃佳。

烏、、龍 即牙皂

取緊小不蛀者為上。炙至色光明而脆者為度。須去其兩頭。研為極細末。入瓶聽用。

不、重灰 一名玄丹

拣白净燈草。放于净棹上。以清水微噴濕之。候至燈草心内漸濕爲度。然後取竹筒。要新鮮又無傷處。中心厚薄相匀者。一頭留節。將灯草擶成團塞入筒中。以木棍築實。逐漸塞滿。用濕紙塞好筒口。外用濕草紙裹二三層。入猛炭火中。煅至烔絶。内外通紅。即起火。放于大竹筒内息之。待冷。剥去竹炭。看灯心黑色如桴炭樣。擲之有声者爲佳。炭火中取出時。必先放在地上。再取碗覆之。待火氣漸滅。然後取起。煅時切不可令竹筒爆碎。碎則灰無用矣。又不可煅生。生則不成

二八

灰。不可用也。此藥須預製。以備急用。

百草霜

先輕輕刷去浮皮一層。第二層取用。近鉄者。與鍋臍口取者不用。然必須燒山柴者。方云為百草霜。其他不堪入藥。

蜒蝣梅

碗內放蜒蝣三四条。將上好梅子。極脆而大者。去核打碎。鋪滿碗口。再將生明礬研細。和水冲入拌勻。遍浸去。蜒蝣盡化為水。收晒日中。候梅晒極乾。研細末用時量加冰片。或加硼砂、胆礬、黄連、薄荷末。合吹更妙。吹數管。痰即下而喉寬。若纏喉風最凶者。再加熊胆吹之神效。或蜜調藥。搽下亦妙。此奪命丹也。

人霜（即人中白，又名玉龍丹，一名萬年乾）

取多年溺器一个。用水灌滿。置火炉上。煎滾則傾出。如是者五六次。去其臊氣。然後鹽泥封固。大火煅之。半日取出。冷定。去泥殼。取器內淡淡紅者。收貯聽用。久置地上。出火毒尤佳。再以三黄湯製之大妙。

雪梅（此丹出痰甚捷禁藥內俱可加用）

十九

取青梅元大脆軟者，去核，将白礬研細，填入梅内，仍将梅盖合，攏入炭火中煅過，至一宿收用。若其梅已成灰，不可用也。必輕白如膩粉，味極酸而平和，磁罐收貯聽用。

以上諸味，專治男婦小兒咽喉腫痛腐爛，双單乳蛾，以及胎疳等症，口舌結毒，一切諸症，用此無不应驗。

金丹共研鵝黃色。此藥合成雖年久不壞。若牙叉、懸舌、穿牙疔，單用此藥。其餘咽喉等症並用寶丹，看症輕重酌量用之。若症重加牛黃、白芷，輕則不必用。

喉症口舌寶方

金丹 名即禁藥，又名劍禁

提硝一錢八分　生蒲黃四分　硼砂八分　氷片二分　白芷一分　姜虫一錢製　牛黃一分　白礬少許　如牙關緊急加牙皂一分五厘

飛禁

薄荷一錢二分　碧雪二錢　蒲黃五分　月石一錢　川連四分　硃砂　氷片各三分　此方如治螳螂子加馬屁勃配成紫色吹之。又治骨鯁加急性子吹。又治螳螂子用梨碧丹共研充灰色。凡遇春夏配合。薄荷用多。礬用少。配成青色。秋冬配合。宜多白礬。少薄荷。配成白色。加硼砂少許亦可。

螵蛸。煅存性。研末。加冰片吹之立效。

碧丹　又名青藥。治喉風。合金丹、牛黄吹之。又法治喉用金丹七、碧丹二更妙。

薄荷六分　玉丹三分　元丹五厘　甘草一分　冰片一分　草霜三厘

此方消痰化熱祛風。若合必先預製藥料。臨用時方可配合。如合成過三日。即不可用也。遇陰雨則一日便不可用。如吹喉症欲去痰者。加牙皂末少許。喉癰及單乳蛾、輕症。可單用本方。若他症必兼用黄藥。而起青藥九分。黄藥一分。吹五管為一次。第二次則用青藥八分。黄藥二分。三次則用青藥七分。黄藥三分。如症重者。

對半用藥用至三五次必痰涎上壅再用黃藥六分青藥四分將管直對喉間重吹一吹須令患者低頭開口流出痰涎爲妙碧丹每十分加提淨牙硝三分生硼砂一分如喉症初起不可多用黃藥以其能涎入內又善走散恐病與藥捍格不入必是至急之症始用黃藥

黃藥

碧雪一錢八分　蒲黃四分　姜蚕一分　牙皂一分　氷片一分

薄荷少許

三十

此方最能消腫出痰。若治牙叉搖舌穿牙牙疔。單用此藥。其餘喉症並用碧丹看症輕重多少用之。若症重。加牛黃此藥合成雖久不壞臨用加冰片

涼藥　此方如腫如起而熱甚者多用薄荷冰片取其辛涼發散也　一名水晶丹

薄荷　甘草各三分　珍珠一分五厘　兒茶二分五厘　片金一分二厘　龍骨一分厘

白芷一分　冰片五厘　共研極細末

霓丹　又名紅藥

兒茶一兩　硃砂三錢　滴乳石二錢　牛黃　珍珠各一錢

此方若重症則速效。如不甚腫輕熱雖病久。只以本方

加龍骨配成紫色藥用。如黑、臭、腐。爛以及小兒黄色、胎、瘡。如乳、癤、囊、者。此方、俱不能、治。

珠黄散 治口、瘡。或加琥珀亦妙。

牛黄 珍珠 黄連

以上各藥酌用如久不斂加白雪丹若腫。加白芷二分

又方

人參六分 兒茶一錢二分 滴乳石 片金各八分 川連四分
白芷二分 甘草一分 大呢 辰砂各三錢 冰凉散一錢五分

方內可加龍骨一分五厘。滴乳石、今用寒水石更效。

黑靈丹一名龍溪散

元丹六分　銅綠一錢六分　黃連五分　大呢　片金各三錢

此方治黑而臭惡腐爛。如走馬牙疳，配入前藥方內。吹之立效。

紫霞丹

明礬一兩打碎　人乳一茶鍾　以上俱裝入銅杓內。炭火煅煉而成紫色。如走馬疳、喉痺，加入前方藥內用

椰青散　治口碎

薄荷一錢　兒茶八分　真青黛五分　川連　片金各四分

白芷三分 甘草二分 冰片二分半

暖荣丹

元丹三分 青黛、甘草各二分 黄柏四分 大泥一分

製人霜六分 兒茶 牛黄各五分 珍珠一分 此方治虚火喉癬。隨意量用。如腐爛加琥珀人參末 白靈丹滴乳石吹之

○陰陽散即笑散又曰赴席散

乾姜一錢 黄連一錢 兒茶 甘草各八分 冰片一分 青黛三分

此方常治口舌生瘡。

卅三

保命丹

碧雪五錢 硃砂水飛 枯礬各一錢 蓬砂八分 冰片三分

共為末吹之。通用。

〇開關散

胆礬 牙皂 等分共研極細末吹之

珍珠散

龍骨煅 寒水石水飛 珍珠 血竭 琥珀 硃砂

乳香 沒藥各五分 象皮如豆大用白占合炒 兒茶 三七各一錢

烏賊骨去殼 降香節各一錢 槐米不拘 冰片二分半

共為極細末。將新棉包衣，如指大者。搽成團，蘸水再搽米餅，蘸藥塞患處，用指抵住勿動，一二次即愈。

其牙根、腐爛、胃家虛火動也。外用長肉藥。

。九寶丹 加猴骨、天靈蓋一錢，更妙。須煅研極細。

蘆薈一錢　兒茶八分　滴乳石　珍珠　硃砂各二錢
血竭　琥珀各三分　牛黃　甘草各分　冰片一分半

共為細末吹之。治口、舌、喉、肉、結毒。又治廣瘡毒，此丹加輕粉少許。

牙漏寶方 即八宝丹，一名深棠散

牛黃一分　熊胆二分　没藥去油　琥珀　乳六　氷片各三分

滴乳石煅　珍珠各豪　麝香少許危症用一分

此方常治牙漏。要用黃占將藥條如線。

○青鳥丹

屁勃　急性子煅　元丹　茶芽末　氷片

指甲炭

此方常治骨鯁。宜加橄欖核灰。再加硼砂吹之。或黑糖

為丸口内噙咽之自効

化毒丹

川連　犀角　薄荷　元参　甘草各一两

硃砂三錢　大黄酒蒸晒九次　青黛各五錢　共研細末。煉蜜為丸。

每丸重一錢二分。治一切丹毒、熱遊風、丹毒、熱瘡、口瘡、

作渴煩燥。大便閉結。小便赤澁。遍身瘡痔等

症。每服一丸。灯心湯送下。

五福牛黄化毒丹

滑石六錢水飛　熟石羔水飛　生甘草　硃砂水飛　雄黄

薄荷各一錢　大泥二分　共研細末。週歲每服一分。四五

歲者服四五分。蓮心灯心湯送下

卅五。

勝金散 一名三黃散 消腫聖藥

大黃 生用 各一兩　蒲黃 五錢　薄荷 三錢　射香 五分

姜黃

冰片 一錢

共研極細末，白蜜調敷。如陰症，加葱汁、姜汁各三茶匙；陽症，加芭蕉根汁、扁柏葉汁和蜜調敷，大妙。或加冰凉散、碧雪，或菊葉汁亦可。此方當治頸癧、托腮癧、面癧，以及腫痛不消，氣血凝滯，或痰塊結而不散，諸毒皆可用。此百發百中之藥也。方內或用牛黃一錢亦可，去姜黃亦可。

珠黃散

牛黃五厘 珍珠七厘 龍骨一分 片金二分 喉症碎者。俱用此藥。常治走馬牙疳、穿牙疔毒。初生小兒胎毒。以及口疳、極重、難效者。重用牛黃珍珠再加滴乳石尤妙。此秘訣也。

犀角解毒丸

黑山梔 犀角 銀花各一錢 朴硝一錢 元參六錢 青黛淘淨 甘草各二錢 生地 赤茯苓 木通 連翹去心 牛蒡子各五錢 桔梗三錢 共為極細末。煉蜜

卅號

為丸如龍眼核大。每服一丸。薄荷湯化下。若急驚以
硃砂為衣。通治小兒諸症。丹毒以及痧、痘、疹、餘毒。
並妙。

延齡八味丸

地黄四兩　丹皮　茯苓　澤瀉　麦冬去心各一兩五錢
山萸肉　懷山藥各二兩　五味子一兩　共為細末入地黄膏
煉蜜為丸如梧桐子大每服七八十丸白湯送下

蜜調膏子藥

薄荷　柿霜各八分　玉丹五分　川貝母去心　玉露霜各一錢

百草霜　元丹各一錢　冰片六分　甘草一分半　研

先將玉丹、百草霜研細，後入元丹再研，方入薄荷四目、甘草合研勻，然後下柿霜、冰片、玉露霜，共為極細末，白蜜調服。治咽喉腫脹，飲食阻礙，出氣短促，不爽快，欲死危者，以及喉癰、喉癬、喉菌、喉刺，又小兒難吹藥者。但服此藥，必須時時噙咽為妙。危重兼服煎劑，及用吹藥。如治喉癬，不用薄荷、玉丹。

退火玉液上清丸

柿霜一兩　川連　冰片各一錢　山豆根　桔梗　硼砂

卅六

黄芩各一錢半　冒霜　青黛各二錢　山梔仁三錢四分　薄荷二分

甘草五分

共爲極細末。蒸熟蜜丸。青黛爲衣。治咽喉腫痛。口

中噙化。若用山豆根，不須三烘焙。

又丸

柿霜一兩　川連一錢半　飛仙棊六分　治症仝上

玉液上青丸

薄荷三兩　柿霜五兩　甘草三兩半　桔梗四兩半　元明粉

冰片　硼砂各二錢　防風　川芎各一兩八錢　砂仁四兩半

青黛三錢 百藥煎五錢

共爲細末，蜜丸如芡實大。每一丸，不時噙化。治喉痺之秘方也。不可輕視。亦出明谷醫武宗皇帝喉痺。製此藥一丸而愈。

盧火玉液上青丸

牛黄三分 麦冬去心 玉竹各五錢 柿霜一两 山豆根六錢

人霜煅 青黛 氷片各一錢五分 珍珠一錢 元参四錢

玉露霜二錢 生地八錢

共研極細末。蒸熟白蜜爲丸。口中噙化。青黛爲衣。

廿八

又丸

生地　柿霜　玄丹　人霜　川黄柏

牛黄　珍珠　分兩看症輕重酌用

右為細末。蒸熟。白蜜丸。青黛為衣

玄魁奪命丹

川連　熊胆各五分　氷片二分　胆礬八分　氷涼散

硼砂各一錢　玄魁採蕚梅五錢半　此方消痰寬喉。共為極細末。量加吹至數管。無不奏功。若治纏喉風加熊胆。或蜜調藥。搽下更妙。治餘症去熊胆吹之立效。

四七喻化丸

紫蘇 陳皮 香附 各二兩 厚朴 三兩 茯苓 四兩

半夏 五兩姜汁製 甘草 一兩炙

治喉內如有梅核者嚥之不下吐不出服此方如神

共為細末煉蜜丸如芡實大每服用棗二枚生姜

五更煎湯含化

蛾牙又散

梅礬 一兩 訶子肉 三錢去核面包煨 甘草 三錢 片腦 不拘多少

百子霜 六錢 共為極細末吹患處治咽喉腫痛

卅九

吹藥

梅礬　薄荷各一兩　兒茶五錢　甘草三錢生用　雄黃二錢

珍珠六分　琥珀六分　姜蚕四条製　麝香少許　共爲極細末吹

患處。治纏喉風。寔喉風。一切急症。如有時加蒲黃去

雄黃

○黃袍散

薄荷一兩　黃柏　甘草　黃連各三錢　片腦不拘

共爲極細末。吹患處。如爛牙根。用藍袍散同吹。

專治口瘡。走馬牙疳。

藍袍散

銅青水飛 炙白芷各乙錢 甘草五錢生用

共為極細末吹患處

驅腐丹

硼砂 五倍子炒研各二錢 共為極細末吹患處

真青散

玉丹三分 玄丹一厘 青升 片腦各一分 薄荷三分

百草霜五厘 硼砂一分半 牙硝三分 共為極細末吹患處

四味口瘡丹

甲

薄荷　白芷　冰片少許　生甘艸

共為極細末吹患處如出爛再加碧雪玉丹各少許

八味口疳丹　即專長肉藥

白龍骨　冰片各三厘　薄荷三分　兒茶一分半　白芷二厘半

生甘艸　珍珠各五厘

如腫痛者白芷用三四厘共為一料各研極細末如飛

面套羅篩過然後配合一處再加黃柏末一厘製入

磁器收貯勿令泄氣凡遇口碎及口疳吹此藥可愈

五寶昇丹　配五行

辰砂火 胆礬木 雄黄土 明礬金 磁石水

水銀各一两

共為一料和勻研至無星為度然後入陽城罐内照常法昇取出聽用

喉内結毒吹藥

牛黄一錢 冰片五分 人霜一两製煅淬七次晒干為末 五寳昇丹八分

共研極細用

冰黄散

薄荷 黄連各一錢五分 黄柏 蒲黄 人霜煉各一錢

四一

青黛　硼砂　生甘草　碧雪各一分　枯礬少許

共為極細末吹患處内吹外敷俱妙

十寶丹

雪梅　兒茶　白芷各一兩　薄荷二兩　生甘草五錢

滴乳石四錢　血結　珍珠　琥珀各錢　冰片四分

共為極細末。冰片另加。雪梅出涎甚捷。前禁方内俱

可加。亦可單用。此亦秘法。如口喉不痒。去珍珠琥珀

單双左右蛾吹藥

巴豆一粒不去油研末　細辛與巴豆等分焙干研

將棉紙撚藥于内。將紙各剪

去一頭露藥入鼻内垂頭少頃便膿痰吐盡繼之以血即愈。

單雙蛾乳蛾吹藥

大青魚胆一个將糯米入胆内陰干為末極細為妙吹喉中。吐痰而愈。再枯凡硼砂皆可取胆汁。

又方

芒硝半錢 胆礬 雄黃 明礬 各一分

共研極細吹之

芒硝去積聚宣通開 胆礬清熱殺虫吐風痰 雄黃治惡瘡疥癬去蟲毒 明礬治諸惡瘡疥清利

喉痹

四二

。喉癬吹藥

癩團一隻必黑色者方用　白礬五錢　將白礬納入癩團腹內。嘴脚

俱紮住。外用鹽泥封固。火煅。直至烟盡為度。再用

鹽皂莢燒灰存性。量用多少。冰片亦量用多少。

共研極細末。吹入患處。

纏喉風吹藥

明礬二錢　巴豆七粒去殼　將礬化盡入巴豆燒至礬枯去巴

豆研極細吹入喉中痰出自愈

喉閉吹藥

雄黄　生白礬　各等分為細末此（如患者）亦取痰之法

又方

蜒蚰　不拘多少杵爛灌入喉中吐出涎即甦

又方

巴豆二粒　將巴豆裹紧用刀切断两頭壳子將针穿作孔納鼻中久即愈

又方

雄黄一塊　用新汲水磨急灌吐出痰涎即癒

牛黄益金散

川連　黄柏　白硼砂　白姜蚕各一錢五分，製用　真西牛黄三分

氷片五厘

先將黄柏爲細末用蚕丸如豆大炙數次以熟爲度另研爲極細末共研細爲一料右用蜜調如稀糊先用薄荷湯漱淨搽藥塗敷患處或丸如龍眼大含化嚥之

三黄湯

黄連　黄芩　黄柏　連翹　梔仁

右五味煎濃汁聽用將人霜火内煅淬入藥汁内如此七次方止

以上諸方內倘有冰片必須臨用時研和加入如共研收貯恐冰片出氣而藥不靈無效也

附方

青衣散

青黛（晒乳）两　桔梗錢　黑山梔三錢　川連錢　冰片錢

共研極細末治鵝口雪口之聖品也

拔疔散

金蟬退〤　全蛇脫十　川連六

共研極細用麻油調敷痘疔（四〻）神効胭脂油更効

黄連消毒散

黄连为细末用麻油调敷痘毒已溃未溃及久不收口者

無不神效

開闗稀涎散

蜒蚰三条　水仔少许

擣爛灌入即闗

煎劑主方

扶脾清火劑　治牙癬

生地三錢　煅石羔二錢　麦冬二錢　丹皮　黑梔仁

荊芥　赤苓各錢半　白芍　歸身　知母各一錢

水煎服。如小便閉塞赤澁。加木通。大便閉結。加元明粉。

如牙根腐爛。用八味口疳藥吹之。煎劑食遠服。

清凉消風解毒劑

薄荷　赤芍　羌活　連翹　荊芥

天花粉　木通　甘草　或加鈎藤亦可。河水煎服

四五

立效煎劑

牛蒡子(炒研)三錢　山豆根　荊芥　天花粉　元參

薄荷各錢半　連翹(去心)　赤芍各錢　桔梗八分　生甘草五分

不加引水煎服

清涼飲

薄荷　山梔　花粉各錢半　山豆根　防風各一錢

桔梗八分　水煎服

喉症煎劑

前胡　連翹(去心)　薄荷　元參　黑山梔

赤芍　花粉　枯芩　桔梗　生甘草

蒡子　忍冬藤

加燈心煎服。方内可加荊芥。腫甚。加射干、川連、通草。喉爛。加山豆根。若發熱。加小柴胡。頭痛。加熟石羔。胸膈飽悶。加枳殼。鬱熱不發。加赤芍、大貝母。口渴。加麥冬、知母。

舌瘡煎劑

犀角　生地　丹皮　連翹　牛蒡子

赤芍　麥冬　木通　川連　黑梔仁

四六

生甘草　薄荷

如遇口唇必用煅石羔為君蓋脾火以口唇屬脾故也惟舌屬心故遇清心火有鬱而遇有熱加川貝母無論咽喉舌等症如大便不通加只壳元明粉或大黄以灯心為引病後忌用寒涼之菜恐傷大係也

齒症煎劑

生地　元參　丹皮　黑梔仁　地骨皮

黄柏　知母　白芍　車前子　甘草稍

薄荷

如火熱甚。加煅石羔炒黑升麻少許。有風加荊芥。虛加熟地甘枸杞。去山梔鮮毒。加黃連〻翹。穿牙疔毒。只用消腫解毒之藥。加白菊花紫地丁金銀花煎服

清胃散

生地　當歸　丹皮　薄荷　甘草稍

黃連　連翹去心　黑山梔　用泉水煎服

虛火喉啞煎劑

元參　麥冬　桔梗　甘草　沙參

四七

川貝母　石斛　百合　地骨皮　山豆根

赤茯苓　加蓮盆殼煎服

頸項陽毒瘰癧煎劑

羚羊角　牛蒡子　連翹　橘紅

元參　薄荷葉　土貝母　桔梗

甘草　加夏枯草煎湯代水

陰毒瘰癧煎劑

銀花　土茯苓　歸身　首烏

連翹　牛蒡子　紫花地丁　天花粉
菊花　甘草　大貝母
加黑芝麻一撮泉水煎服

蘇子降氣湯

半夏麯　蘇子各五分　前胡　厚朴
歸身　甘草各一錢　肉桂　陳皮各三分
加姜棗若虛陽上升者隨症加減

清咽消毒湯

防風　荊芥　元參　薄荷

四八

黑山梔　黃連　連翹　桔梗

石羔　牛蒡子　薄荷　甘草

加泉水煎服

犀角地黃湯

荊芥一兩　赤芍　丹皮　黃芪　生地各五錢

犀角另磨冲

水煎服

凉膈散

連翹　山梔　薄荷　蒡子　黄芩

青木香　大黄

水煎沸後入芒硝少許孕婦未用

午服清凉甘露飲治繭唇

生地二錢　麦冬二錢　黄芩半錢　犀角　柴胡

只殼　知母　石斛　茵陳各錢　生甘草四分

枇杷葉三片刷去毛

加灯心　淡竹葉　煎服　若日久流血者不治

四九

外科秘方

止血定痛散

兒茶一錢 血竭五錢 黑豆三合 白石脂一兩

共為細末血水湧流將此藥敷上即止

接骨散

自然銅煅 羌活 荊芥 官桂

馬蘭草 白芷各一兩 續斷 五加皮各八錢

沒藥六錢 乳香五錢 皂莢核廿丁

共為細末白酒濃調敷

五十

收珠方

龍骨　氷片各五分　血竭　乳香　没藥各二錢

此方治眼睛突出用此研極細末以清水蘸藥點之眼珠即收

長肉粉

龍骨一兩　血竭五錢　兒茶　牙硝各三錢

珍珠二錢　氷片五分　射香二分

此方專治刀斧砍傷損碎諸般不能收歛用此爲細末敷之

護心散

牛黃五分 辰砂二分 血竭一錢 木耳灰 乳香

沒藥各三錢

共為極細末煉白蜜為丸如鷄頭子大每服三丸量

加好酒磨化送下

接骨膏

生地 當歸 紅花 川芎 赤芍

續斷 杜仲 秦艽 牛膝 狗脊

白鮮皮 猴姜 獨活 桂枝 木瓜

五一

乳香　五錢　破故紙

右用豆油煎枯前藥再加入白芥子扔樹豹膠

神效解毒膏

血餘四兩　蜜陀僧六兩

用桐油一斤先將桐油煎熟次入血餘溶化帶渣滓

滴水成珠次以蜜陀僧收末膏貼諸般惡毒隨

手而愈

八仙過海方

乳香　沒藥　半夏姜汁炒

巴霜

土鱉虫　當歸　硼砂　血竭

各等分共為細末每服八厘好酒送下

黄疸方

六月雪根　將根搗爛沖熱酒服

治楊梅根方

土苓[illegible]木　川萆薢木　甘草節八　漢防己八　赤小豆八

人中黄八

五二

治腿骨血風瘡多年不愈者，用明雄黄研細，篩叶，紙上轉作筒，投入桐油內浸透，用火燃之，下用磁杯接其滴下之油，即將磁杯封好，埋于土內七日取起，每用少許搽之自愈。

退管方

當歸一兩五錢　生苡仁八錢　補骨脂一兩（鹽水炒）

蒼朮一兩　續斷一兩　杜仲一兩

羌活八錢　生地五錢　香附五錢

桂枝八錢　川芎八錢　淮牛膝五錢

五加皮一兩　木瓜一兩　連翹八錢

海桐皮一兩　防己八錢

三甲酒廿壺，煮一炷香，退火兩日，每早晚飲一鍾。

忌倉滯葷之物，並戒房勞。

扶桶散

銅綠二錢 膽礬一錢

白芨 乳香 蜂金一錢

川凡二錢 五倍子一錢

輕粉二錢 射香一分

共研極細末收貯每

用米囲末醋一大杯盛

至大半杯入藥和勻

敷毒四圍

治流痰墨腫神方

無名土一兩 廣膠一兩 自然銅一兩（炼醋淬）

先以姜蔥湯洗邊以真桐油調敷如沾毒者即

是流痰症如不治者則此藥之能

○治二府二焙

芦甘石一兩（炼猪胆汁焠） 兒茶一錢 冰片一分

黃柏一錢 赤石脂一錢（炼）

甘蔗皮一錢（燒灰存性） 綠豆粉一錢

每用雞旦黃炒油調敷

治血崩及金瘡血出不止者，用右手捻劍訣，對瘡口書雪霜氷冷垢五字，書完，即順勢用手一指，疾敕咩住，則血自止。若未止，仍復以前法書，甚者要書至七遍方止。

治骨硬神効法：用淨水一鍾，以左手捻三叉訣，將碗持住，右手作劍訣，凡病者面西，醫者東面，相隔約五尺路，用劍訣書一犇字于右邊地上，即用左腳踹着，復書一轟字于右邊地上，即右腳縮着，左邊連書三犇字，右邊連書三轟字，故連走三步，已至病者面前，再于鍾内書雪山太和五字，書完即與病者大口吞下，自愈。

治狗咬法：用劍訣對瘡口書吾勅令赤虎從此退，連書又遍自愈。

浮石山人書

咽喉病藥方例後

喉痹　牛蒡子　射干　黄芩子　元參　吉更

紫背浮萍　甘草　天花粉

牛蒡湯

二　喉痺飲

總治　桔梗　元參　貝母　荊芥　薄荷　殭蠶

花粉　牛蒡子　款冬花　加竹心

三　清咽利膈湯

總治　牛蒡子　連翹　荊芥　防風　山梔　桔梗　元參

黃連　銀花　黃芩　薄荷

四　喉症萬全方

總治　牛蒡　薄荷　連翹　防風　山梔　甘草　黃芩　元參　桔梗

花粉　薄荷　加竹心　發熱加柴胡　頭痛加白芷

痛甚閉加山豆根　熱加石羔　如痰多加貝母　口渴加麥冬

五　元參解毒

總治解[illegible]　元參　山梔　黃芩　葛根　甘草　桔梗

生地　荊芥

六　犀角地黃湯

喉瘡　生地　赤芍　山梔　丹皮　黃芩　甘草　犀角

加竹心廿寸

十一 地黄散

生地 犀角 赤芍 丹皮

十二 紫正散 文

紫荆皮 荆芥 防风 北细辛 紫正散加黄芩石

用各紫地汤加竹心叶服

十三 少阴甘桔汤

咽痛 麦冬 甘草 川芎 黄芩 元参 柴胡

羌活 升麻 陈皮

十四 加味甘桔汤

从治 甘草 桔梗 荆芥 牛蒡 贝母各等分 薄荷少

若口内血腥腐臭到口即吐加川连 如口渴唇焦舌燥便闭溺赤

加黄柏黄芩山支 如呕恶加……

十五 广笔鼠粘汤

喉痹 生地 贝母 元参 甘草 花粉 射干 连翘

鼠粘 牛蒡 加竹叶丹皮

二五十二

〡〣 一陰煎

陰虛喉痹　生地　熟地　白芍　麦冬　甘草　牛膝

〡〤 咽喉惡瘡

土茯苓二兩　煎水時時服之　名土萆薢湯

〡〥 抽薪飲

火證喉痹　黄芩　石斛　木通　梔子　黄柏　枳殼　澤瀉　甘草　熱在經絡肌膚者加連翹天花粉以解之　熱在血分大小腸者加槐蒴黄連以清之　熱在陽明頭面或煩燥便實者加生石膏以降之　熱在下焦小水痛澁者加龍膽草車前子以利之　熱在腸胃實結者加大黄芒硝以通之

〡〦 徙薪飲

治三焦凡火一切内熱漸覺而未甚者先宜此劑甚者宜抽薪飲　陳皮　黄芩　麦冬　白芍　黄柏　茯苓　丹皮　如多鬱　氣逆傷肝脇肋疼痛或動血者加青皮山梔

〡〧 黄連消毒飲

喉痹　黄連　山梔　歸尾　連翹　知母　川芎　赤芍　生地各等　甘草少許

十三 普濟消毒飲

大頭瘟 酒炒黃連 酒炒黃芩各五錢 人參三錢 桔梗 玄參
甘草 桔梗 柴胡各一錢 薄荷 連翹 大力子 板藍根各一錢
馬勃 炒僵蠶 升麻各七分 為末半用湯調時時服之半用
蜜丸噙化

十五 鎮陰煎

格陽喉痺 大熟地 牛膝 炙甘草 澤瀉 肉桂 製附子

廿二 二陰煎

心火 生地 麥冬 棗仁 甘草 玄參 黃連 茯苓
木通 加燈心廿根 或竹葉五片 如痰甚加 紅星 花粉

十 荊防敗毒散

[illegible] 羌活 荊芥 防風 獨活 柴胡 前胡
桔梗 茯苓 枳殼各一錢 甘草 人參各七分

十七 鼠黏子解毒湯

喉瘡 牛蒡 桔梗 青皮 升麻 黃芩 花粉 甘草
玄參 山梔 黃連 黃柏 連翹 葛根 白朮 防風

十三 五 廿二

作　甘露飲

收　六味丸

收　八味丸

收　通經丸

作　大承氣湯

作　[illegible]

生地

又　天冬　麥冬　黃芩　熟地　生地　石斛　[illegible]

茵陳　甘草　枇杷葉　陰虛加羚羊　知母　犀角　即是清涼

甘露飲

枸杞　熟地　山藥　萸肉　澤瀉　丹皮　茯苓

腰痛　六味加　肉桂　附子

婦人經閉咽痛　桂心　青皮　大黃　姜黃　莪朮

當歸　牛膝　桃仁　延胡索

陽盛　大黃　芒硝　厚朴　只殼

癲癇　[illegible]　羌活　[illegible]　[illegible]　[illegible]　[illegible]　[illegible]

收 養金湯

卅 甘桔射干湯

小 四七木香丸

小 四七湯

小 蘇子降氣湯

廿三五 卅葉

咽燥 生地 阿膠 杏仁 知母 沙參 麦冬 桑皮
加白蜜二匙冲服

喉痺 桔梗 豆根 甘草 射干 連翹 防風 荊芥
元參 牛蒡子 各等 加竹葉十片

喉梗 木香 射干 檳榔 羚羊角 犀角 陳皮
厚朴 半夏 各等 青皮 二分 升麻 玄參 半夏 桑皮 半夏
生姜三片

梅核氣 蘇葉 半夏 厚朴 青皮 陳皮 枳殼 南星
砂仁 神曲 各等 青皮 五分 益智仁 又 檳榔 三 姜一片

痰塞 蘇子 厚朴 半夏 陳皮 前胡 官桂 各等 甘草 減

服連翹散
痰攻　連翹　葛根　赤芍　黃芩　山梔　玄參　升麻　麥冬
木通　甘草　牛蒡子

服益氣清金湯
喉瘤　玄參　黃芩　貝母　麥冬　牛蒡子　苦參　桔梗　陳皮
山梔　桔梗　薄荷　荊芥　甘草

服歸脾湯
痰壅　人參　白朮　茯苓　棗仁　龍眼肉　黃耆　當歸
遠志　木香　甘草　加薑棗

服知柏地黃湯
相火　熟地　茯苓　山藥　山萸　丹皮　澤瀉　黃柏
知母

服補中益氣湯
慢喉風　陽虛　黃耆　甘草　人參　當歸　白朮　柴胡
陳皮　麥冬　五味子

服白虎湯
[illegible]　[illegible]　知母　甘草　石膏　大黃

廿 黄連瀉心湯

治中風 川連 甘草 生地 防風 赤芍 木通 連翹
脉浮 荊芥

廿一 雄黄解毒丸

喉痺等症 雄黄 鬱金各五錢 巴豆去油 共研細 醋糊為丸
葉不知用醋磨下五丸 吐出痰涎即愈 如不吐再服三次乃愈
蓋古人不得已用之 凡危急症不能用開通閉塞也

廿二 巴豆丸

喉風亂讝 明礬一錢 巴豆五粒 入礬內 置新瓦上 炙去巴豆礬
枯礬去巴豆 將礬研細 以三次吹 出痰即愈

廿三 通嗌散

喉痺 硼砂 兒茶 青黛 滑石 寒水石 等分 黄連
黄柏 薄荷 桔梗各半分 冰片一分 為末吹

廿〤 金鑰匙

又喉痺等症 姜蠶 雄黄 硼砂 牙硝
冰片一分 右為細末 即吹 痰多加皂角末三分

卅四 玉鑰匙

X6 治喉烏龍散

包布之条　麦荏為粗末　水一橋當豆子大入乱三匙冷服取吐或漱

治咽喉腫痛，疫症痰壅咽喉，喉症乱蛾，舌脹，惟纏喉風牙關

緊急，藥不能用，恐痰出而口不能開，痰壅塞路而出，加文火痛咽喉

不能開隆，此皆效

X1 破關丹

治乱蛾喉痹，纏喉風等症　硼砂　生　霜梅肉　牙皂　搗爛和丸

如芡實大，每服一丸，噙化嚥下，內服荊防敗毒散

X1 唐宗救苦散

治大頭瘟腫甚者，以此藥敷之　芙蓉葉　冬桑葉　白斂

白芨　大黄　黄連　白芷　雄黄　黄芩　黄柏　芒硝　山慈菇

赤小豆　南星　右為末，蜜水調敷患處

X1 冰硼散

總治　牙硝五分　硼砂二錢　冰片一分　硃砂二錢　一方除硃砂

硝加元明粉五分　唇砂三分

皮通氣散

治時疫瘟喉，咽喉腫閉，以此搐鼻　川芎　半夏　細辛　牙皂　為末

廿 乱蛾

雄鸡乙片　蟾酥存性为末吹喉中咳嗽取效

廿一 又

以雄鸡肫皮阴干焙为末吹喉

廿二 透天一面冰

治一切风热喉痹口舌生疮头目不清痰涎壅盛　黄连　薄荷　月石　元明　蒲黄　甘草　荆芥穗　黄柏　冰片　共末炼蜜丸如芡实大每用一丸噙化

廿三 龙花丸

治喉风　龙花　薄荷叶　共末蜜丸弹子大每用一丸临卧时噙化

廿四 代匙散

治喉痹　月石　石膏　薄荷叶　胆矾　山茨菇　皂角去　为末吹

四十五至五十四

絲　青吹膏

喉癬　蘆薈一錢　川母一錢　百草霜八分　甘草六分　冰片三分　煉丸　灯草灰八分　黄柏　青黛　吹

紅　螺丸方

枯凡半　細　孔王三分　冬青　共末用黄蠟溶熬化為丸　每服一錢　白水送下　此毒不攻心

紅　鎮驚奪方

凡經害已渴蓋一服此丸　者更　山羊　山羊炭　甘草　各等分　共末　米飲為丸如桐子大　硃砂為衣　每服一丸　薄荷灯心湯下

紅　射干散

喉珠　射干　冰片　川連　共末吹

絞　清涼散

喉癬　硼砂　人中白　黄連末　冰片　黄代　共末吹

叶　品雪丹

纏喉　硼砂二錢　冰片一分　冰硼散內有射干牙硝　凡開關後宜去射干　俟痊之後宜去射　纏處已斬三次　皆致用刀斗

初名可用鎖喉出用吹二末吹之

廿一 治乳蛾法

凡咽乳蛾痛塞咽喉不能出聲者，須用巴豆肉、細辛等分，研末用紙撚攪藥在中，兩頭以線扎緊，從中剪斷，塞入鼻中，對咽喉即開。

廿二 咽喉腫痛方

百草霜一錢　梅片二分　甘草一錢　冰片二分　共末吹患處　治喉蛾牙叉等症

廿三 喉瘡　口瘡　白菌

硼砂一錢　冰片二分　明礬一錢　青代一錢　人中白一錢　同研細末吹搽

卅 蜜脂潤燥膏

猪脂一斤切片熬油去渣　白蜜一斤　二味合攪勻候凝　挑服二匙　日三四次

廿四 百草丸

孩提　百草霜研細末蜜丸如芡實大新汲水化服

華玉存子

十一 柿霜丸
十二 噙化鐵笛丸
十三 上清丸
十四 姜蚕散
十五 啟關散
十六 麥門冬丸
十七 附子丸

嗽痛 柿霜 硼砂 貝母 麥冬各一錢 元參 下 烏梅肉五分
蜜丸含化
喉瘖 訶子 桔梗各一兩 鍾乳粉 升麻 牙硝 黃芪各五分
大黃 甘草各五 山豆根半 蜜丸
熱毒 雄黃 雄黃 薄荷 青黛各五 硼砂 下 細丸
蜜丸啟香 含化噙
痰盛 姜蚕末 姜汁調灌立愈
悶痛 牛蒡子 山豆根 荆芥 水煎含噙
寒熱 麥冬 黃連 蜜丸如梧子大 麥冬湯下
咽痛虛寒 附子 桔梗 甘草 [illegible] 木通 [illegible] 大黃 [illegible][illegible][illegible][illegible]

圳 辛烏散 又名開藥

防風半 細辛半 紅內消半 赤芍半 皂角錢 荊芥穗半
羌活半 野料豆半 北柴胡半 小生地半 紫荊皮五 土貝母半
甘草半 日中曬干 共末 井水調含 吐之 不可嚥下 此藥取痰
消藥 咽喉口舌唇舌皆不可用 若痰盛者加摩風膏少許
同合外面上可作 再藥之可作法 藥多加荊芥同煎如
惡痰風 加南星多許

圳 摩風膏

川烏 閉關 麝少 燈心炭三 此藥不能專用 加在角藥內為取痰方
藥

圳 牛黃清心丸

鎖喉毒 膽星 雄黃 黃連 茯神 川芎 天竺黃
五倍子 荊芥 防風 羌活 犀角 南薄荷 各等 冰片三
研末三 珍珠五分 豆腐內煮 先將各藥為末 再將珍珠研為末 共和勻
甘草熬成膏 和丸如龍眼大 硃砂為衣 日中曬干 每服一丸 薄荷

平天至寶丹

湯火

冰片散

總治　冰片一錢　硼砂五錢　雄黃一錢　黃柏三錢（炙黃）　青代一錢　炙甘草

石菖蒲　蒲黃（炒）一錢　雞肉金（炮）一錢　人中白五錢　川連一錢　元明粉一錢　白桑（炒黑）

共末吹用

第一丹

乳香　沒藥　血竭（燒灰）　硼砂等分　為末　吹疤用　刀針出血者

血流不止以此藥吹之血即止　又或用鹿三兒末噙患刀口止當妙

八寶珍珠散

兒茶　川連　貝母各五分　青代五分　血竭（燒灰存性）五分　官粉

黃柏　又緇石　琥珀各一錢　人中白一錢　硼砂八分　冰片一分

甘石三錢　犀牛黃四分　珍珠七分（豆付內煮半炷香時研細末）　共為細末

吹喉爛處神效

生肌散

乳香三錢　沒藥三錢（二味共炙乾用）　輕粉　兒茶各二錢　冰片一錢　龍骨（煅過研）

硼砂　五倍　白芷　共末吹用

白降雪散

石羔 硼砂 冰片 牙硝 共末吹喉

急救方

口緊 馬蘭頭根葉搗汁入醋少許滴入鼻中或灌喉

中痰自開

治雙單喉蛾

萬年青汁 鮮土牛膝汁 灌之易消

玉匙鎖

專治牙關緊閉喉痹纏喉風等症已至十分之壓由於帝

以巴油紙條子點火吹滅以烟薰入鼻中一時口鼻流涎牙關自開

奪命散

急喉風等症 姜蚕 枯凡 硼砂 皂角 等分

共末吹用

紫雪散

犀角 羚羊角 石羔 寒水石 升麻各兩 元參斤

甘草 沉香 木香 丁香 用水煎去渣將湯再煎濃提淨朴

二十五玉作四

卅八 消芦散 代刀

硝弄入口入藥，文火慢熬，待水氣將盡即凝，去火候入磁罐内下埋
砂水氏各字

取内硝一两 去皮　狗脊一两　芦葉根一两 去皮　紫荊皮一两　用豬同煮
以上雖作藥，屋内常煮，用藥數十沸，於常上润破一孔，以藥點若破
大用藥三錢，對空處藥藥之，三次莫破，加巴豆又之去殼，用藥藥
之即破。用此藥者，因患人不肯用刀，故用此藥，破或不郎，任
不能用刀針者，上用此藥藥之。此法雖易見效，但不能速於切
功，自此方甚得妙理，的是神功。

卅九 九精散

喉痹　用九又精多少，研末，用新瓦一片，以火燒紅，隔水于上，再
將九末布於磚上，以碗蓋之，乃蓋瓦上，掃下無用一錢，吹喉
痹。

四十 吹喉散

煙火絕，陰干研末，入冰硼散内亂之，能開喉痹。煙火即鳥火加
又各匠星

又奪命散

射干末 黄芩 山豆根 甘草各一 為末水調敷頸患處或用鮮射干根又扁竹根又名紫蝴蝶搗汁和醋含引痰出亦可治喉痺。

又菉豆飲

凡熱毒諸火熱又能退者用此最妙。菉豆不拘多少煮爛入瓮中一斤或生吞或煮湯亦可日日三四次又拘此物能清熱解毒傷痺之氣且若於解毒條煩退熱止渴大利小便乃退熱之最佳最捷者。

外雪梨飲

解熱退陰火生津止渴之妙藥也。用大雪梨去皮別用大碗盛清水將梨切薄片浸于水中少頃水必甘美但頻頻飲之自然其清退陰火最速也。

文金丹 治喉藥

總治 牙硝一 生蒲黄四錢 白礬 硼砂一

右共為末吹。

冰五至卒一

又碧丹 次吉藥

輕治 煉礬三分 灯草炭一分 甘草灰一分 冰片半分 薄荷末三分 皂角末三分 百草霜 凡喉閉初起，金藥不應者，用此。其性善走，功能達邁內症，輕者不能藥力少，碧丹消痰清熱，解毒開閉，出痰涎最效，不比金丹之性速。喉症輕者，只用碧丹；重者，金碧各用。初起碧九金一，吹過三四次，後碧七金三。極重之症，外帯痰涎上壅，金六碧四。因症候之輕重，以定藥之多寡，不宜預用，勿拘執也。

又琥珀犀角膏

治喉癰 琥珀 犀角 辰砂各五 茯神 人參 棗仁各五 共末，加冰片三分，煉蜜調膏，彈子大，麥冬湯下，一日五服。

加四物湯

虛火 川芎 當歸 熟地 白芍

治喉內結毒吹藥

薄荷末五 兒茶一分 天竺黃五分 珍珠末三分 硼砂一分 甘草一分 牛黃一分 冰片一分 如廣瘡結毒，加輕粉少許。

又火針

巴豆壓油于紙上，捻成條，以燈火吹息，乘烟刺于喉間，俄出紫血半合，氣寬能言，喉飲，治喉風，痰涌氣塞不通最好。

九十二至九十八

方廿　冰柏丸

方二　赴筵散

方三四　物湯

方廿五　赴筵散

方五　辛烏散

方七　摩風膏

方六　冰硼散

方三　紫地湯

山五八

内熱　冰片、黃柏、薄荷、硼砂各等，蜜丸噙化。

臭爛　同前、白礬各等，為末擦舌上，溫湯漱之。煎服。

在咽喉病　方廿四

多涎　黃芩、黃柏、黃連、山梔、甘草、硼砂等分，煎服。

在咽喉病　方五十七

在咽喉病　方五十三

在咽喉病　方廿八

在咽喉病　方八九

○九　消蘆散　　治咽喉病　补八十五

○十　黄連解毒湯　　蟬蛻　黄連　黄芩　黄柏　梔

○十一　十全大補湯　　當歸　人參　茯苓　白朮　炙草　川芎　熟地　白芍　甘草
　　肉桂　黄耆　姜棗

○十二　補中益氣湯　　治咽喉病　补卅八

○十三　口疳藥　治喉內諸毒吹藥

○十四　消風散　　白芷　荊芥　甘草各一下　人參　茯苓　川芎　姜蚕　防風
　　藿香　羌活　蟬退各五　陳皮　厚朴各三　炒細茶葉研末
　　每用茶葉下二錢

○十五　瀉痛散　　[illegible]

〇廿小柴胡湯
〇廿當歸龍薈丸
〇廿瀉心湯
〇皮龍膽瀉肝湯
〇廿三黄湯
〇小瀉黄散
九玉廿一

〇腹　柴胡　黄芩　人參　半夏　甘草
又　當歸　龍膽草　芦薈　甘草　黄芩　荊芥
生地　赤芍　甘草
暑　黄連不拘多少研為極細末服之或酒煮丸下
又　柴胡　黄芩　甘草　人參　黄連　天冬　山支　龍膽草
麥冬　知母　五味子
又　黄芩　黄連　山支　石羔　赤芍　黄柏　陳皮　茯苓
白术各八分　甘草三　烏梅一片
〇腑　防風　藿香　甘草各等　石膏八錢

○ 清胃散

又胃熱口血 血衄 牙宣 牙痛出血
黃芩 黃連 丹皮 生地 升麻 石膏

○ 甘桔湯

口辛 甘草 桔梗

○ 瀉白散

又 地骨皮 桑皮各二錢 甘草一錢 或加桔梗 貝母 知母
又麥冬 生地

○ 滋腎丸

口鹹 酒黃連 酒黃柏 酒知母各一兩 肉桂心一錢 水為丸

○ 加減瀉白散

口腥 桑白皮二錢 桔梗二錢 地骨皮一錢 知母一錢 黃芩一錢
麥冬一錢 五味子十五粒 知母五分

○ 加減甘露飲

口臭 熟地 生地 天冬 黃芩 石斛 枇杷葉 茵陳
麥冬 甘草各等分 犀角二錢 丹皮

○肺　局方涼膈散

○收　移熱湯

○卅　回春涼膈散

○小　生肌散

○小　燒鹽散

廿二至卅二

口糜　連翹　大黃　芒硝　甘草各二錢　薄荷　黃芩
山梔各一錢　加竹葉七片　蜜少許　同煎至半　入硝去渣服

又　生地　木通　甘草　茯苓　猪苓　澤瀉　宋
竹葉　黃連去毛各二錢　合方加

又　連翹　黃連　黃芩　山梔　玄參　桔梗　當歸　生地
只殼　赤芍　甘草

以爛瘡　朴硝一錢　黃丹　枯礬各等分　輕粉少許　共末　猪膽汁
拌曬再研細搽或吹　乃能去腐搜膿去毒亦能生肌　蓋毒盡
則肌自生矣

又　食鹽　枯礬等分　研細　以筯頭蘸點　蒂丁低垂長者以此
藥點之效

○治咽喉清涼散　麻黃　黃連　連翹　上青　防風　當歸　山支　甘草
大黃　射干　荊芥散

○收瑞珀犀角膏　咽瘡　在咽喉病　方在十三

○收金匱腎氣丸　治腎虛　熟地　山藥　山萸　丹皮　茯苓　澤瀉　附子
肉桂　牛膝　車前子

○收取朽骨方　又　石見　丹皮　雄黃　丸　碌石　等分用鹿皮包好　炭燒三日夜
研細以鵝毛掃取瘡上烟灰注瘡內則肉破骨朽而出

○治口瘡方　括治　在咽喉病　方在十三

○治口疳方藥　咽喉內結毒吹藥　在咽喉病方十五

○收三黃散　能黑　[illegible]

口 火柳華散　　口疳　元胡　青丹　黄柏　等　黄連　等　密陀僧　三分　為末吹

○ 火 黄龍散　　口疳　口瘡　口瘡　癧疳或口瘡牙疳等症　薄荷　黄柏

甘草　黄連　冰片　研末吹搽

○ 火 冰玉散　　口瘡通用　冰片　五分　人中白　黄柏　蒲黄　各一錢　薄荷　二錢

黄連　一錢　青黛　一錢　硼砂　一錢　牙硝　一錢　枯礬　一錢　為末搽口瘡糜爛者

硝亦可作化痰藥用

○ 火 苦牙去散　　口糜　生地　木通　甘草　加竹葉煎服

火 去白中疳　　黄柏　青黛　密陀僧　研末吹

火 補陰益氣煎　　口　凡陰氣不足而虛邪外侵都用此方散　人參　當歸　白芍

熟地　陳皮　炙甘草　升麻　柴胡　加生薑

卅三五四子又

乙 牙疳主方

招法 元参 丹皮 知母 甘草 赤芍 地骨皮 山支 黄柏

牛蒡子 如热甚加石膏为君 升麻为佐 如有风加荊芥 如虛加枸杞

子 热极加鮮山支 如脾毒加黄连 三廣 如穿牙疳毒则用消痰解毒之

藥加吴茱萸 加丁香 蘆荟根 藥

二 升麻石膏湯

生地 升麻 石羔 防风 荊芥 归尾 赤芍 连翘 桔梗

甘草 薄荷 黄芩 灯心 热甚加大黄

三 滋陰抑火湯

熟地 当归 生地 荊芥 防风 黄柏 知母 丹皮 甘草

灯心 白蒺藜 虚甚加丹参

又 犀角地黃湯

胃火

又 清胃散

又 在口瘡方 廿七

乙五

一　紫蘇湯　　主治　在咽喉病　方八九

二　冰玉散　　在口病　方四十三

三　摩風膏　辛烏散　　主治　在咽喉病　方七十二　三

文　玉女煎　　陰虧　熟地　麦冬　牛膝　知母　生石膏

十　加减甘露飲　　在口病　方廿七

卜　凉膈散　　在口病　方十五

卜二　冰硼散　　主治　在咽喉病　方四十八

卜三　口疳藥　　即喉内信要吹藥　在咽喉病　方九十五

小清涼散　出□□□□□□□□□

十八　六味丸　治虛火　在咽喉病方加廿五

十一　黃連解毒湯　牙疳　在口病方加十一

十二　犀角湯　牙叉　在咽喉病方加廿九

十三　黃連清毒飲　牙癰　在咽喉病方加十七

十四　仙方活命飲　金銀花　川山甲　白芷　防風　赤芍　甘草　歸尾　花粉
貝母　皂角刺　乳香　沒藥　[illegible]　陳皮

廿　疏風散　牛蒡　防風　荊芥　薄荷　黃芩　歸尾　赤芍　甘草
加灯心

下五廿

姜黃散

風熱蟲　姜黃　細辛　白芷　為末擦牙須臾吐涎以水漱之

荊槐散

牙宣出血疼痛不止　荊芥　槐花　為末擦之

石膏升麻散

治陽明風熱流注齒牙縫痛出血化為膿汁等症

石羔　羊脛骨灰　白芷　升麻　細辛　為末擦之

神授丹

治牙痛　枯凡　白蓬灰　細辛　為末吹之

如神散

治風蟲牙攻注疼痛牙動搖連頰浮腫　川椒　露蜂房

右為末每用一錢水煎數沸熱漱之良

鎮陰煎

治牙齦虛痛　在咽喉論方十九

牙根出血

鎮陰煎見新方熱九　治牙縫出血不止[illegible]

廿八 安肾丸

肾虚 茯苓 白术 山药 桃仁 川乌 萆薢 巴戟天
石斛 苁蓉 补骨脂 茴香

廿九 细辛散

风蛀 荆芥 下 细辛 各 砂仁 廿 鹤虱 廿 白芷 二 川椒 二
荜茇 二 角刺 廿 草拨 廿

卅 芦荟丸

胃火 芦荟 柴胡 [illegible] 胡黄连 玄参 牛蒡 青皮
[illegible] 石羔 薄荷 升麻 甘草 羚羊角

卅一 人中白散

又 芦荟 银

卅二 又

走马牙疳 人中白 鸡内金 青代 鹿角灰 蒲黄 薄荷
白芷 冰片 甘草 为末吹

廿五 廿七

宣通絡痺方

平痙　羚羊角　姜蚕　桂枝尖　煨天麻　丹皮　當歸
勾藤　羌活

消風散

風痛　羌活　荊芥　人參　茯苓　川芎　姜蚕　防風
藿香　蟬退　陳皮　厚朴　甘草　加細茶葉煎服

冰硼散

搽治　牙疳　硼砂　元明粉　硃砂　冰片　人中白

兒茶散

白泡　兒茶為末加冰片

牛黄散

牙衄　牛黄　百草霜　蒲黄　香附炒灰　醋浸晒乾為末擦
牙上牢刻用温水漱去

拔牙散

牙丁　硼砂　硃砂　枯礬　人言　用銹鐵刀燒紅將白礬
如安刀上煅之為末等分擇丁日午時合擦如之擦

收 眞君妙貼散

骨梗爪穿咽等症 硫黄二錢 蕎麥麵二錢 白灰麵二錢 共合一處用清水微沖干濕得宜 米盆内蠟木面 如以常色異附干用時再研細新汲水調勻 如要硫血濕爛者以麻油調搽

生 玉紅膏

又 白芷五錢 甘草一兩二錢 歸身二兩 血竭四錢 輕粉四錢 白占二兩 紫草二錢 麻油一斤 先將當歸甘草白芷紫草四味入油浸三日 慢火熬藥微枯色 油濾清去渣 後入鍋内熬數 再下血竭化盡 再下白占 微火亦化 先用茶鍾四隻預頓水内 將膏分四處傾入鍾内 候片時方下輕粉 每撮内投一錢 和之攪勻 放起攤敷腐肉上

外 蓽撥散

專治風蟲牙作痛 一切陰陽熱痛可用 蓽撥 細辛 荊芥各一錢 共末 每用豆許 放牙縫中 少傾吐去

外 羚羊角散

蝦蟆瘟 羚羊角 防風 麦冬 玄參 知母 黃芩

卅三至四十七

牛蒡子各斤　甘草二　加竹葉十片　姜服

取牙不動手　草烏　半夏二　草撥　半夏　川椒　細辛

為末揩患處偏口搖動者牙自落　先用草烏揩

取宜枯末二以備覽

疒 本事散

疒 犀角升麻湯

风热　犀角　生　升麻　羌活　防风各五　川芎　白芷

甘草　黄芩　白附子各五　姜服

疒 温风散

风冷　當歸　川芎　細辛　白芷　草撥　藁本　羌活

蜂房各等　升麻　用手　水煎含漱或搽　姜服

疒 呈方大效

疒 當歸龍荟丸

热痛　龍胆草　當歸　芦荟　甘草　黄連　黄芩　荊芥

生地　麦冬　菊花

疒 瀉胃散

胃火　當歸　川芎　赤芍　生地　黄連　丹皮

奴 羌活附子湯

寒痛 麻黄 附子 白芷 防风 姜蚕半 黄柏 羌活

蒼术各等 黄芩 升麻 甘草各五 葛根

升蒼胡細辛散

寒熱痛 麻黄 升麻 細辛 黄連各半

羌蘇半 生地 防風 白芷 草龍膽 羊經骨灰各少 為末擦

外二陳湯

痰毒 茯苓 陳皮 半夏 甘草

外一笑散

痛蟲 川椒末 巴豆七粒 研以飯和丸 棉裹安在孔內立愈

外定痛散

又 當歸 生地 細辛 干姜 白芷 連翹 苦參

川椒 黄連 桔梗 烏梅 甘草各等 水煎漱

外蜂窩散

四十三至五十

又 蜂房一個 上每孔內入胡椒一粒 花椒一粒 同燒灰之入水含

58 芦荟清疳飲

61 细丸散

62 秘方敷鼻散

63 溺白散

64 牙疳漱口方

滿加黄柏如指大三尾于内以碟盖紙封固重陽煮一夜至取出候温含漱良久吐去

鎖牙疳　芦荟　柴胡　川芎　玄参　牛蒡　山支

薄荷　升麻　石膏　甘草　羚羊角

牙疳　胡黄連廿　细丸　兒茶　甘草　為末吹

又　皂角用瓦煅去皮成灰為末入冰片少許乳上蒸干研末吹之

走馬牙疳　人中白　牛黄　白霜梅一个燒存性　枯礬　生用少許

是瘡口阮去腐肉見鮮血者吹藥日數三四次以八寶爛玉吹

六角吹藥吹之

牙汲汁用馬蘭汁膝下用角水泡汁　黄年本　人中白　蒲黄

廿 走馬牙疳

人中白三錢 銅綠一錢 麝香一分 共為末 搽于患處牙疳牙床腐爛以死者藥治之效

廿一 又

干姜 南棗燒存性 枯礬等分 為末搽之

廿二 又

川山甲香油炙 用新瓦焙存性為末加入冰片研細搽之

廿三 又

石膏 牙 月石一錢 冰片一分 黃連 為末搽

廿四 又

大五倍子一个 將白礬納入以火煨存性加黃柏少許研勻 先用老茶薑湯淨口內再搽此藥

廿五 勒馬聽徽策

走馬牙疳 白砒一分 麝香三分 去核紅棗 棉花包 將砒同麝

由杵為生以清水用水令乾入洗淨為 再將鐵摘銲棉花

少許塞牙根縫內三日易之

五十五出 五十五

以芦荟散

又　芦荟一钱　黄柏半钱　白矾少　取大五倍子去核　盛矾入内　纳白矾一处　火烧存性　为末　与前味二药研　先以米泔水令患者漱口　後[illegible][illegible]

以同气散

又　荞(?)陈末　壹两　人中白二钱　煅通花(?)二钱　黄连二钱　儿茶　细辛二分　硼砂一钱　青黛二钱　冰片二分　研末以搽

以疳痨牙疳

用牡牛黄粪实煅存性　研极细　加冰片少　搽之

攻蟾酥丸

外秘方

走马牙疳　用经霜白茄根煅存性　研细末　和冰片少许搽之　效

闻笑散

川芎　白芷　细辛　良姜　荜拨　川椒　[illegible]附

本大至上卒

原方[illegible]

七 甘桔湯 兩屆 在口病 加 廿三

二 八味丸 又 在咽喉 加 廿五

三 六味丸 原几 在咽喉 加 廿四

七 紫菀湯 損后 在咽喉 加 八九

乜 清蘆散 拔后 在咽喉 加 八十五

上 蟾酥丸 原方 在齒 加 又九

一

三 黄連解毒湯 疔 在口病 加 十

三 杏仁湯 乙玉八 原接 杏仁 阿巴 枳壳 灸甘草 各半兩

九　竹葉石膏湯

十　瀉黄飲子

十一　和中清熱湯

十二　甘露飲

十三　銅緑粉丸

大渴　竹葉　石膏　人參　半夏　甘草　麥冬　粳米

脾熱　白芷　升麻　黄芩　枳殼　防風　半夏　石斛
甘草

唇瘡　知母　黄柏　赤茯　桔梗　甘草　生地　赤芍
山梔　丹皮　以唇經生瘡氣實者加酒大黄氣虚者加以
去下唇腫生瘡亦加以連

滿唇　天冬　麥冬　熟地　黄芩　生地　石斛　犀角　茵陳
甘草　枇杷葉　除天冬麥冬熟地加柴胡知母犀角山是清
清甘露飲

唇風　同風藥　炙粉草　明礬各　輕粉各　射生角
外用方以黄連末　黄為末將黄連熬銅青為丸如大麥大無用
一名過……

[illegible] 黄柏尼子

繭唇　黄柏　大力子　蜜陀僧　五倍子　甘草各一錢　再研甘草煎汁和蜜陀僧末拌塗黄柏上炙干又塗切片貼唇

[illegible] 冰硼散

驢屍　在咽喉　方可十八

[illegible] 清熱如聖散

唇瘡　生地　牛蒡　川連　山梔　赤芍　白芷　桔梗

唇菌　荊芥　甘草　川連心　黄柏

除山支川連　荊芥　白芷　加牛蒡　升麻　石膏　玄參　[illegible]

藿花湯

九五十六

舌瘡主方

黃連 山栀 犀角 連翹 丹皮 生地 赤芍 麥冬 甘草 木通 如舌瘡甚用煅石羔為君以瀉脾火 唯舌唇心燥者瀉火以石膏重 子磨加之 如大便閉結加黃芫 共吹粉 引用燈心

涼血清脾飲

疼痛 生地 當歸 黃芩 白芍 連翹 防風 薄荷 蒲黃 甘草 如酒傷加葛花 傷竹 厚味加黃 石膏 山栀 脾火加黃連

清胃異功湯

舌疳 黨參 白术 陳皮 當歸身 茯苓 甘草 加燈心黃飯

北庭丹

舌菌 硇砂 人中白 屋瓦上青苔 屋瓦松 溏雞矢各 用傾銀罐子二个 將藥入內 以罐口對合 外以鹽泥封固 以火煅三三炷香 待冷取出藥研細 入麝上冰片各少 共研勻 用針刺

加香薷用少許○共上○再以蒲黄末塗之○

陷胸湯

清涼甘露飲　　在咽喉初廿三

琥珀犀角膏　　在咽喉初卅三

冰硼散　　在咽喉初四十八

黄連瀉心湯　　在咽喉初四十

犀角地黄湯　　在咽喉初七

角藥　　在咽喉初五十三

選末方

三黄散

涼膈散

二陳湯

金丹

黄柏丸

紫地湯

枳殼散

在口病 加卅九

舌病 加卅五

在齒病 加五十一

在咽喉 加卅四

在舌病 加一

在咽喉 加八九

生瘡 延胡索 黄連 黄柏各廿 莪术 陀僧各三

為末吹

蒲黃散

舌血　海螵蛸　炒蒲黃 各等分 搽

舌墊方

荷葉　荊芥　白芷　細辛　山豆　羌活　獨活　陳皮

清熱如金散

黃附　加竹心

必效散

重舌　舌血　螺青 另研末　蒲黃 末等分 搽

青代散

重舌　黃連　黃柏　牙硝　青代　硃砂 各等分　雄黃

牛黃 各五分　硼砂 三分　冰片 一分　先以薄荷湯抹口中　再以藥搽之妙

方兼治喉瘡

補陰益氣煎

治口瘡　加　旱五

金水六君煎

當歸　熟地　陳皮　半夏　茯苓　甘草

●取薑衣霜法

取薑兩以細竹劖劖之置不見天有風無日之處候起霜刮下收貯　取西瓜亦可

火重者用合入研細散內用之

●製硝法　取西馬牙硝長白者溫湯蘸過用棉布挖干仍用棉布包而放

收新瓦罐內五六日自干干了硝提過者則味淡而性平且合藥可以久留硝未製急乎

要用只將瓦上煅一二要干為主

●製人中白法　取多年溺器一个用水罐放火上滾數沸將水傾去數次去淨

秋氣乾後以鹽泥封固口上武火煅三半日取起冷定去泥取溺器內浮取色者佳

研過火用

●製黃柏法　刮去粗皮等分藥煎湯浸黃柏柔軟取起置瓦上文火炙至

黃金色了焦者去之再以白蜜浸過一次曬干用

●製梅丸法

取大青梅一斤切下蓋將核挖去再將明礬研細擂入梅內將蓋蓋

之以竹丁丁兩邊一層以炭火煉之去梅內用丸

煅灯草灰法　揀肥白灯草一把鋪淨棹上微水噴之稍捏將作管一筒以帛團塞緊一頭將灯草入內用竹箸揩築築實再以帛團塞口入炭中煅之烟絕為度取出放潮地上用碗蓋之待冷剝去外層折開灯草黑炭團者佳

煉丸法　明丸研細入瓶銀罐子內約小半罐入於炭火煨烊以銅箸入罐底攪之無丸煙為度取將研細末稍入丸內十分之三次將研細硼砂投入十分之三少頃再投入生丸末逐漸投下烊熟照前投末硼少許逐層投定待丸鋪出罐內高滿不止須大火煨至丸枯乾只用瓦覆之一時起取將罐半蓋少許用水二匙化開以匙挑滴丸上烘干將罐子覆於地上再以瓦蓋之過七日研用

論丸性燥急而能粘肉故又利于蝕腐蝕者骨亦能然此石之能傷人若被丸陰處內熱以鐵水調若有紅腫痛者又宜用

咽喉補遺等症藥方

梅丸方　治喉風咽喉痛痰涎壅塞無唔一丸神效　中風痰厥牙關緊閉擦此即開
白梅百枚　蜓蚰百條多愈妙　西瓜硝二兩　白礬二兩　明礬二兩　吉更二兩研末
白芷二兩研末　防風二兩研末　牙皂四兩研末　右藥共入磁罐內炒壺固久之蜓蚰硝皆
化成水其水再浸入梅內窨之露曬無用梅一丸噙之其涎即流其津自下其痰亦化
按白梅酸入肝明礬入肺治痰以蜓蚰硝凡和之則並入陽明力清熱消痰下神功
故引之為君故用收堅蜓用通結硝用泄熱凡用鎮痰皆臣劑也白芷防風能除
散治以為之佐桔梗為舟楫之劑載諸藥而上達咽喉牙皂弓開竅之功和肇
品而斬關奪命其用擦牙即開者以發其入肝能令筋和故也

又補天丹方　治咽喉傷喉
大螃蟹雌雄各一只洗淨　冰片二分　將蟹丸擊陰陽瓦煅成炭研細再入冰片共研勻吹之　烟筒

又方用桂圓殼為多少去殼用肉包檳榔燒存性研末無冰加冰片二分或吹亦神效

傷喉將烟筒拔出用筷子由口灌之無效

冰炙方

蒜頭合好同搗如泥如[illegible]

通關散

治喉痹壅塞不通

細辛一錢　牙皂一錢五分　麻黄根　藜芦一錢　蟾酥三分　雄黄三分　共末收好每用少許吹鼻取嚏即愈

天水方

治竹刺咽喉不能嚥食

水中魚竿竹筒剝開中有臭黑水嚥之慢慢嚥下其刺自化

絳雪丹方

西瓜霜壹製藥法不同

大西瓜一個挖去半瓤裝滿朴硝將瓜用粗竹絲懸起下用磁盆接其所滴之水了凝成雪若凝于瓜皮上者要佳其瓜內不要之取出加硝另裝一個如法再取西硝其加碎出水冰片三分　射香三分　研勻吹患處其效如神

冰雪丹

西瓜霜一錢　升麻一錢　射干一錢　牙皂一錢　羌活一錢　浙貝母二錢　吉更一錢

花粉丹　殭蚕　牙[?]　黄連[?]　[illegible]　以烏爽[?]子　羹[?]鱼　先令降[?]牙硝外將藥用銅鍋

益[?]雪水熬生味去渣再熬至三碗取出藥汁澄清藥汁傾入砂鍋內加火再熬

待硝化盡約二碗許傾大碗內放風簷下一宿次早滿碗皆牙硝取下曬干將[?]

勿令泄氣所剩藥水如法再熬再取無用少許吹腫處神效

喉風痛候備刀鍼者紫陽丹以之　先以又名破之症痛手撲傷致血不止者

危險之至急止其血即安

紫陽丹

乳香　降香末　血竭丹[?]　硼砂[?]　共末無用少許吹傷處其血立止散毒[?]止痛止血療[?]

礬[?]磐之品吹傷處最效

立馬回生丹　治走馬牙疳腮爛齒落立之可起死回生之功

桂[?]蒲[?]蚕　其在樹上結者　馬鳴退　即蚕蛻　即[?]炷灰　大土[?]　人中白以上各等[?]　冰片三分

共末吹用

奪[?]中散　牙齦腫爛久不愈者

老茄蒂根研煅灰　人中白二錢　青黛三分　冰片三厘

研[?]末[?]吹

神靈丹 治小兒舌[illegible]神效

薑蠶根下土珠四分二錢大黃研末搽之立消

靈寶丹 治舌被刀傷割斷其舌尚連者或被人咬斷未完其舌尚連者

芝各異牙燒灰錯降也次龜板炭大已矣以甘子芽蜜汁清之 艾研細末如所托

以甘草汁清甘为度再葉

遇此症痛不可忍時急搗蟀蟹汁噙漱之一次改點一次勤漱勤點只日接續不息

神效

坐板瘡用蜈蚣三条添黄牙用黄表紙包再外用葛布包入于麻油內浸之三四天再用火紙燃燒之油滴下搽于坐板瘡之數次即愈

杏軒醫案輯録

提要　黄辉　張宇琦

安徽博物院藏新安孤本珍本醫籍叢刊

第七輯

内容提要

《杏軒醫案輯録》，不分卷，清代新安醫家程杏軒弟子倪榜、許璞等輯，為《杏軒醫案》輯録篇的民國抄本，録有醫案六十五則。系程氏隨診所記之作，直抒醫理，多有發明，因慮其隨論不周，原未打算出版，幸賴諸弟子留心輯録而得以保全。

一、作者與成書經歷

倪榜、許璞，均為清代乾隆至道光年間（一七三六至一八四〇）安徽歙縣人，生卒年不詳，系程杏軒門人，與許俊、洪鼎彝、汪有容、葉光煦、鄭立傳等同門小弟子共同編録出版《杏軒醫案輯録》。

《杏軒醫案》作者程文囿，字觀泉，號杏軒，安徽歙縣人，約生於清乾隆二十六年（一七六一），卒年不詳，以内科、兒科、婦科見長，對急危重證的搶救經驗豐富。醫著除《杏軒醫案》外，另有《醫述》十六卷。

二、版本

《杏軒醫案輯録》，二冊，為民國手抄單行本，抄録者不詳，行楷工整，筆墨精良，现藏於安徽博物院，《中國中醫古籍總目》未載。全書正文九十二葉、一百八十四頁，每頁（半葉）十行，每行二十三字。

《杏軒醫案》有初集、續集、輯録三編。初集刊于清嘉慶十年（一八〇五），書版旋毁於戰火。續集、輯録編成于清道光六年（一八二六），清道光九年（一八二九）於《醫述》刻成之後，合初集、續集、輯録一併付刊，刻版後又毁於戰火。清光緒六年（一八八〇）由程氏後人程北垣再刊于漢口，程恒生作跋。清光緒十七年（一八九一）涇縣朱氏複將《杏軒醫案》《醫述》兩書合刊。根據《全國中醫圖書聯合目録》《新安醫籍考》記載，以上四種清刻本均有存世。一九三六年出版的《珍本醫書集成》《中國醫學大成》均收載此書。一九五九年安徽人民出版社以清光緒六年程氏刻本與清光緒十七年朱氏漢上刻本合斠，並據《珍本醫書集成》本斷句付印，出版了長仿宋體宣紙綫裝排印本。

民國抄本《杏軒醫案輯録》與一九五九年安徽人民出版社綫裝本《杏軒醫案》輯録篇相對照，除個别文字有差異及少數繁體字寫法有出入外，内容、順序完全一致。

三、基本內容與構成

《杏軒醫案輯録》篇首為清道光九年（一八二九）倪氏等附記，論述了輯録原因和醫案構成。附記云：先生醫案除初集、續集外，尚多隨筆劄記所施治的醫案，加上倪榜等門人的録存，『歷時既久，積而盈帙』，但主人因隨診所記，詳略不一，病情前因後果不完備，『一時所論，詳略或殊，始末未備，不欲付梓』，然諸弟子卻認為其『證必求其本，治必折其衷，發聾覺瞶，引示迷津，實有前賢屐齒所未及者』，相較于當時沒有發明的臨證筆記而言，彌足珍貴，乃懇請先生與初集、續集一起出版。

全書輯録醫案六十五則，不分門類，涉及內、外、婦、兒等諸科，其中以內科最多，尤以虛損和雜病為主。基本為一案一症，偶有兩案同症，每案有論有方，共計耳鳴、痘證、脅痛（二則）、哮嗽、陰陽兩虧傷及奇經、夙夜勞煩、中寒陽脫、飲傷脾胃、咳久醫誤、便泄溲數、痢疾、經期不調、瘵證、不寐眩暈、水火失濟、疝證、瘧疾、血枯久傷奇經、非風病後足膝軟弱、積聚久痛、疫證、損過脾胃、精氣內虧、痙攣便濁、肝腎兩虧、肝陽逆肺咳嗽、小兒水腫、產後心脾兩虧、厥證、喘嗽、頭痛、脾陽虛寒濕內伏、肝風眩暈（二則）、似隔非隔、吐血、咳血、痙厥變幻、小兒目疾、陰暑感證轉為瘅瘧、喉痛清涼過劑變證、伏暑危證、血崩、內傷經閉非孕、幼兒暑風驚證、陰虛咳血誤服陽藥致害、挾虛傷寒誤治變壞病、年老答非所問、脾虛瀉血肺燥咳嗽、小兒慢驚、本病風痱加感暑邪、麻後頸生瘰鬁、嘔吐經閉、喉痛、半產崩暈寒熱似瘧、妊娠二便閉塞、鼻淵孔潰、背潰瘍後餘毒未淨、肺腎虛喘脱證、肺痹、感證、崩證、小兒足痹誤治成廢、小兒感證反復六十三證，收録醫案六十五則。

四、學術特色

(一)直入肯綮，指點迷津

《杏軒醫案輯録》或單刀直入，寥寥數語，言簡意賅，要言不煩，貴在能三言兩語，直中肯綮；或夾敘夾議，議論風生，揭示病機，指明治法，貴在能指點迷津，啟發心思。按語遵從經典、旁通各家，或引經據典深入解説醫理，或結合自身經驗點明病機、治法，提示辨證思路，指導處方用藥，常引人深思，給人以啟迪。如『周都憲咳久醫誤，治用溫肺滌邪』案，論咳不離乎肺，形寒飲冷傷肺，誤以滋潤清火猶如水冰地坼反以霜雪壓之，非溫中滌邪無以回春；『曾賓穀中丞痢疾』案論痢疾辨治，認為暑濕內侵、伏於腸胃、阻為滯下，當以調氣和血、通因通用，非苦寒攻伐所能勝任；『龔閶齋觀察令媳瘵證』案，論瘵證求本基礎上審陰陽消長，治以甘寒降火、溫存煦氣，強調脾肺兩虧既忌燥劑強脾，又忌潤劑礙運，要在扶脾保肺；『吴春麓儀曹不寐眩暈』案，論眩暈辨治以水火為重，水火既濟、坎離相交，上病下治最切病機。

（二）善治危急，治驗頗豐

程杏軒擅治危急重症，膽大心細，審證精准，詳辨是非，詳審內外虛實，詳察標本緩急，活潑潑如珠走盤，對變化多端的複雜病證，尤有準確的辨析，故能立竿見影，效如桴鼓。如『洪庭光兄肝風眩暈，證類卒中』案，患者病起偶然眩僕，被他醫誤診為急虛身中，猛進甘溫峻補，患者轉增胸脹嘔吐，不饑不便，程氏診為『腎元下虛，水不生木，肝風鴟張，以致發時，狀如中厥』，于方中加入牡蠣、烏藥，再加石斛、蔗汁益陰保液。若非程氏辨證精准、用藥得當，誤治日久，必有殃禍。

（三）調脾養腎，注重補虛

程杏軒治病求本，臨證以氣為本，重視先後天共治，常用補虛藥糾正人體陰陽氣血虛衰。既注重顧護中焦，善補脾腎，以脾腎運行正常為前提，常用人參、茯苓、熟地黃、白術等健脾補腎藥，甘溫培補元氣；又善用五行相生相侮，調節臟腑間關係。如『方耒青制軍便瀉溲數』案，程氏以《黃帝內經》『中氣不足，溲便為之變』為宗旨，認為人之二便全藉中氣為之轉輸，方不失其常度，腎氣虛則關門不固，脾氣虛則倉廩失藏，便瀉溲數乃生，方定補中益氣湯升舉脾元，合四神丸固攝腎氣；『洪廣文少君損過脾胃』案，認為《難經》發明五損誤過脾胃，仲景治虛癆諸不足，出活人手眼，其所立建中方法，亦皆稼穡作甘，此古聖賢明訓，内傷大病，可不以脾胃為重耶？

（四）婦科疾病，注重調經

程杏軒診治婦科疾病首重調經，力主調經，認為月經失常，血氣乖爭，則交而難孕，孕而不固，易致孕育胎產帶下諸證，强調『經調則百病不生，失調則諸證蜂起』。如『許婦内傷經閉，辨明非孕』案，前醫診為懷孕，安胎治療『愈醫愈劇』，程氏細問而知『停經九月，失紅三次』，『諒非孕征』，遂用調經之法。其辨治不孕症也以調經為先，調補沖任，認為月經的行止、孕育與奇經息息相關。如『張觀察如夫人經期不調』案，病婦多年不孕，『問寢食如常，惟月事失調』，程氏認為『即無他患，恐難孕育』，以加味歸脾湯養心脾而調經，並服毓麟珠補沖任而種子，則『陰陽和協，沖任調匀，則合浦珠還，藍田玉茁』。其治崩證，認為補益心脾施之歸脾無效，為沖脈不固，竭力强調補氣止崩。如『吴婦血崩』案，因『沖為血海，血猶水也，若江河之流行，設有枯涸崩決，其為患也大矣』，用補腎培沖之法而收功。

《杏軒醫案輯録》從實而録，記有罕見病證，且不避諱久治不愈和不藥自愈案，客觀準確、全面完整地補充和完善了程杏軒的學術思想、臨證思路和治療特點，猶如未經雕琢的璞玉，彌足珍貴，至今仍具有重要的臨床指導價值，倪氏等弟子補輯之功不可沒矣。

安徽中醫藥大學　黄　輝　張宇琦

杏軒醫案

嘉慶九年歲在閼逢困敦　先生既成醫案初集一編壽諸世矣原版不戒於火其續錄尚藏巾笥中今年春又成醫述十六卷集諸家之大成垂不刋之定論誠醫宗之盛軌也既乃合醫案前後集付剞劂氏而　先生行踪所至與凡所施治隨筆劄記及榜等錄存者歷時既久積而盈帙　先生以出於一時論列詳略或殊始末未備不欲付梓榜等竊以近世葉氏一家亦臨證筆記然惜其辭多簡括而義少發明若

先生斯編證必求其本治必析其衷發聾覺聵引示迷津實有前賢屐齒所未及者昔史遷傳太倉公論證論治辭繁不殺幾及三十條豈不以活人指南端在是乎乃敦請於

一

先生排次而梓行之因并附記数語於其後云沓
道光九年歲在屠維赤奮若陽月上澣門人倪榜許樸小門
人許俊洪鼎夔汪有容葉光煦鄭立傳等謹識

醫案輯録目

一

方耒青制軍便瀉溲數

曾賓谷中丞痢疾

張觀察如夫人經期不調

龔閣齋觀察令媳瘵證

吳春麓儀曹不寐眩暈

又少君水火失濟之證

胡觀察疝證

郭松厓郡侯瘧疾

鮑蒔春部曹尊堂血枯久傷奇經

周司馬非風病後足膝輭弱

王明府夫人積聚久痛

沈虹橋廣文疫證

洪廣文少君損過脾胃

鮑覺生宮詹精氣内虧詳叙證治次第

殷仲周先生筋攣便濁

張佩韋先生肝腎兩虧證治

家近陶翁肝陽逆肺咳嗽加感風温標本異治

汪舜賡翁令愛水腫

方芷南茂才夫人産後心脾兩虧之證

鮑禹京翁夫人厥證治法節畧

二

張仲篪翁息賁喘嗽

方竹坪翁頭痛

洪竝鋒翁脾陽虛寒濕內伏重用温補治法

洪庭光兄肝風眩暈證類猝中

葉振標翁證患似膈非膈

洪星門翁吐血

龔西崖兄咳血

吳矅泉翁乃媳痙厥變幻證治之奇

葉震先兄肝風眩暈

吳雙翹兄幼女目疾

汪式如兄陰暑感證轉為瘴瘧前後治法不同

又乃嫂喉痛清藥過劑變證

又患伏暑危證拯治原委

吳婦血崩

許婦內傷經閉辨明非孕

汪孚占翁乃孫暑風驚證反復治法

黃禹功兄陰虛咳血誤服陽藥致害

方侶豐兄挾虛傷寒誤治致變壞病

謝翁證治并答所問

饒君揚翁脾虛瀉血肺燥咳嗽證治異岐

三

方女慢驚

某嫗本病風痱加感暑邪

胡某令郎痳後頸生瘰癧籌治三法

家若谷兄乃郎脇痛

梅氏女嘔吐經閉

葉某喉痛

朱百春兄令嬙半産崩暈寒熱似瘧

王氏婦妊娠二便閉塞

李某臭淵孔潰

王某背瘍潰後餘毒未淨

王錫章肺腎虚喘畏補致脱

吴媪肺痺

施婦感證

江婦崩證

江氏子足痺誤治成瘵

葉翰周世姪感證反復狀類内傷

四

醫案輯錄

新安杏軒程文囿觀泉甫著　　及門諸子輯錄

慶敬齋方伯耳鳴

經言腎氣通于耳故人至中年以後腎氣漸衰每多耳鳴之患喻氏論之甚晰然不獨肝腎之陰氣上逆必兼挾有內風乘虛上升夫風善入孔竅試觀廉櫳稍疎風即透入人之清竅本屬空虛是以外感風邪其息即鳴韓昌黎云草木之無聲風撓之鳴水之無聲風蕩之鳴凡物之鳴由于不得其平人身之陰失其平陽失其秘化風盤旋上干清竅汩汩之聲晝夜不息其義亦然議與潛陽熄風靜以制動之治

又公子痘證

見點九朝成漿之期孩提先天稟薄痘形陷伏根脚不齊漿清色白便溏食少嗜卧無神一派氣血虛寒之象亟亟温補内托尚有生機醫猶以為肌熱未退火毒未清藥仍清解誤之甚矣夫痘證發熱此其正候蓋不熱則表不能透標不能長漿不能蒸釀不能結故痘證始終無不賴此熱力為之主持若欲盡攻其熱不顧戕損其元元氣受傷安能送毒歸窠苗而不秀能成實者鮮矣外科論癰疽謂有膿則生無膿則死痘證亦然又傷寒有養汗之法痘證有養漿之法傷寒須七朝以前邪氣未傳尚可養得汗來痘證須七朝以前逆證

未見尚可養得漿來倘至七朝以外生氣已離再思養漿亦猶傷寒邪氣已傳再思養汗其可得乎無膿癟塌勢所必至十二險關慮有風波勉議保元湯合參歸鹿茸一法冀其堆沙發臭或可僥倖圖成

齊方伯脇痛

肝者將軍之官謀慮出焉情志不舒木鬱為病據諭恙起数年左季脇下不時作痛飲食入胃其氣常注于左不行于右經言左右者陰陽之道路也肝位居左其氣常行于右脾位居右其氣常行于左左升右降如環無端今氣偏注一隅豈非升降失司肝脾不和之所使然目前雖無大患竊恐肝病

二

日久土困木橫衝胃為噎攻脾為脹可不早為曲突徒薪之計乎

福方伯哮嗽

哮嗽多年原屬錮疾往歲舉發尚輕此番發劇胸滿喘促呼吸欠利夜卧不堪着枕藥投温通苦降閉開喘定吐出稠痰而後即安思病之頻發膈間必有窠囊痰飲日聚其中盈科後進肺為華蓋位處上焦司清肅之職痰氣上逆阻肺之降是以喘閉不通務將所聚之痰傾囊吐出膈間空曠始得安堵無如窠囊之痰如蜂子之穴於房中蓮子之嵌於蓬内生長則易剝落則難不刈其根患何由杜考金匱分外飲治脾

内飲治腎且曰飲邪當以温藥和之議以早服腎氣丸温通
腎陽使飲邪不致上泛晚用六君變湯為散默健坤元冀其
土能生金兼可制水夫痰即津液所化使脾腎得强則日入
之飲食但生津液而不生痰痰既不生疾自不作上工治病
須求其本平常守服丸散疾發間用煎劑搜逐辟諸宵小潛
伏里閈乘其行動犯竊易於拘執勦撫並行漸可杜患

台静亭州尊陰陽兩虧傷及奇經

復診寒熱依然神采更倦前方初服微見痰紅疑係附子温
燥所致續服五劑紅不再吐口并不渴仲聖云身大熱而反
近衣者熱在皮膚寒在骨髓也且越人明以陽維為病苦寒
三

熱為訓，豈寒慄如此經年累月憔悴不堪，不從溫補，尚有何策可施耶？王太僕云：熱之不熱，是無火也；益火之原，以消陰翳。旨可悟矣。雖内經有諸禁鼓慄，如喪神守，皆屬於火之言，丹溪有治用清涼之案，與此症似乎不合。無如補虛門中歸脾、十全、補元煎、養營湯之屬，均已服過，即治奇經之鹿茸、河車，亦無應驗，殊為棘手。但細詳脉證，總不外乎陰陽精氣兩虧。張介賓所謂以精氣分陰陽，則陰陽不可離；以寒熱分陰陽，則陰陽不可混。古人復起，不易斯言。

長中堂病機治法

經云：陰陽者，萬物之能始也。水為陰，火為陽，是病機雖繁，可一言以蔽之曰陰陽而已試觀天有四時以生寒暑燥溼風人有五臟以生喜怒悲憂恐五臟所患不同其主在乎心腎此陰陽窟宅水火根基恙緣夙夜煩勞心腎不交水火失濟夫營衛二氣行陽則寤行陰則寐若衛氣不得入陰則但寤而無寐矣醫用補心丹養心湯安神定志未為不善要知心為虛靈之臟草木無情非假物類之靈以引之焉能望效擬以純甘加龜版虎睛龍齒琥珀珍珠諒當有應

馬朗山制軍公子中寒陽脫急救不及

診脉沉伏糢糊證見肢厥聲鼾口鼻氣冷人事迷惑處由真元內戕陰寒直中陽氣外脫勢屬危殆內經以陽氣者若天

四

與日今則沍寒凝泣陰霾用事使非重陽見晛何以復其散失之元乎夫人身之真陽譬之鰲山走馬燈拜舞飛走無一不具其關惟是一點火耳火旺則速動火微則動緩火熄則寂然不動而拜舞飛走之軀殼未嘗不存也方用參附二味重加分兩晝夜頻進本草言人參能回元氣于無何有之鄉附子為斬關奪門之將潭底日紅陰怪滅分陽未盡則不死但脉證敗壞如斯欲圖斷鰲立極之功亦難之難矣

溫景僑制軍飲傷脾胃商善後之策

脉沉細緩外腴內虛飲多穀少恙經三載發時脘痞噯噫小便欠利年來戒飲其疾雖平然精神起居未能如昔飲食稍

有失調脘中猶覺不快慮其病根復萌商圖善後之策此不治已病而治未病也夫脾胃清和始能生化氣血酒者熟谷之液其氣慓悍入于胃中則胃脹氣上逆滿于胸中故致患若此今病雖愈而倉廩之官未得驟反清和之舊計惟調養脾胃以資運化考古治病有煎膏丸散之别心肺病在上焦宜用煎膏肝腎病在下焦宜用丸脾胃病在中焦宜用散審其致疾之因投藥自中肯矣

周都憲咳久醫誤治用温肺滌邪

岐伯雖言五臟六腑皆令人咳然其所重全在於肺蓋皮毛者肺之合也皮毛先受邪氣邪氣以從其合其寒飲食入胃

五

從胃脉上至于肺則肺寒肺寒則内外合邪因而客之則為肺咳是咳之不離乎肺猶瘧之不離乎少陽據諭病緣夏熱曉起感冒凉風更兼飲冷始而微咳漸至咳甚服藥月餘咳仍不已經云形寒飲冷則傷肺此致病之大端醫者只知天時之氣熱不察人身之臟寒頻投滋潤希冀清火止咳適燕指南無怪藥愈服而咳愈頻也蓋肺為嬌臟性雖畏熱然尤畏寒金被火形固為咳金寒水冷亦為咳五行之理生中有尅尅中有生金固生水者也然金寒則水冷使非火尅金則金不能生水矣譬諸水冰地坼猶以霜雪壓之其能堪乎診脉沉細口不乾渴時當盛暑背猶怯風使非温中滌邪何以

春回暘谷倘再因循貽誤寒邪不解久咳肺傷更難為計擬
溫肺湯一法

方耒青制軍便瀉溲数

經云中氣不足溲便為變人之二便全藉中氣為之轉輸故
不失其常度腎氣虛則關門不固脾氣虛則倉廩失藏便瀉
溲数之病生焉方定補中益氣湯升舉脾元四神丸固攝腎
氣二藥合投並行不悖加枸杞佐菟絲之功增蓮芡輔參朮
之力方則脾腎分施病則溲便並治矣

曾賓谷中丞痢疾

痢疾古名滯下然此滯字非單指飲食停滯之謂言其暑溼
六

内侵腑氣阻遏而為滯耳長夏感受暑邪伏于腸胃新秋患痢腹痛後重赤白稠粘日夜頻次考古賢治痢不外通澁兩法大都初痢宜通久痢宜澁夫暑濕邪熱客于營衛則生瘡瘍入于腸胃則為瀉痢痢之紅白如瘍之膿血膿血不净瘍不收紅白不净痢不止證在初起治貴乎通經曰通因通用然此通字亦非專指攻下之謂言其氣機流行而無壅滯乃為通耳丹溪以河間發明滯下證治和血則便膿自愈調氣則後重自除二語實盲者之日月聾者之雷霆特其方法每用芩連檳枳苦寒攻伐藜藿洵屬合宜膏粱恐難勝任儆郡汪氏蘊谷書稱痢疾即時疫濁邪中下名曰渾亦雜氣之所

乘故多傳染於人其自定黃金湯一方藥雖平淡無奇然於逐邪解毒之義頗為切當穀食不減胃氣尚强約期二候可以奏功

張觀察如夫人經期不調

先天稟薄情志欠舒心脾抑鬱診脉細濇細為氣少濇主血虛悶寢食如常惟月事失調每值經期洒淅寒熱腰脊痠疼按衝為血海任主胞胎二脉交通乃能有子脉證若此即無他患恐難孕育聞進加味歸脾湯調養營藏血氣之源常服毓麟珠補益衝任陰陽和協衝任調勻則合浦珠還藍田玉茁可預必也

七

龔閶齋觀察令媳瘵證

軒岐論五鬱首究乎肝肝主春生之氣春氣不生即長養收藏之令息矣而欲其無災害者幾希夫病端雖始于肝久則滋蔓他臟膚淺見血投涼因咳治肺者固無足論即知求本而不審諸陰陽消長之理依然隔膜所謂補陰補陽義各有二芩連知柏有形之水也麥味地黄無形之水也以無形之水制無形之火如盞中加油其燈自明乾薑桂附溫烈之溫也參耆甘草溫存之溫也以溫存之溫煦盡無之氣如爐中覆灰其火不熄日内咳頻瘦猶滯血似須先投甘寒以降火未可驟用參芪以補陽耳醫醫貫云凡人肺金之氣夜臥則

歸藏于腎水之中腎水乾枯無可容之地故復上逆而為患
矣病始不得隱曲漸至不月風消喘咳息賁莫能正偃所以
然者雖云火熾之相煎實由水虧之莫濟夫火空則發使非
填實其空炎焰何能斂納王太僕云益心之陽寒亦通行強、
腎之陰熱之猶可誠見道之論　昨論便多溏恐脾元下陷
夜來便圊數次煩熱少寐夫土為物母心肝肺腎若四子焉
子盡尚可仰給母氣苟土母傾頹中無砥柱矣古人論脾肺
兩虧之證最難措置方欲培土強脾恐燥劑有妨于陰液方
欲濡燥生津恐潤劑有礙于中州惟上不嗽熱而下不便溏下
便溏而上不嗽熱者方好施治耳今日用藥當以扶脾為急

八

昔士材先生治虛癆嘗云今日肺病多保肺藥中兼佐扶脾明日脾病多扶脾藥中兼佐保肺亦因時制宜法也但臟真損傷已極藥餌恐難圖成

吳春麓儀曹不寐眩暈

經曰水火者陰陽之徵兆也腎為坎卦一陽居二陰之間故須陰得其平然後陽藏于密童年知識已開陰精早洩此致病之大端及壯血氣方剛尚不覺其所苦人四十而陰氣自半起居日衰精神不充蟬聯疾作診脈尺虛細濇寸關大于平時按尺為腎部脈見細濇腎虛奚疑寸關大于平時陰弱陽浮之象耳夫醫之治病不以用補為難而以分別水火氣

血為難馮氏書云小病治氣血大病治水火蓋氣血者後天有形之陰陽也水火者先天無形之陰陽也太極之理無形而生有形是治大病可不以水火為首重耶請以不寐言之人知其為心病而不知其為腎病也心雖為神舍而坎離尤貴交通越人以陽不入陰令人不寐豈非水火未濟坎離失交之故乎内經又有頭巔（痛）疾下虛上實過在足少陰巨陽之語形容厥暈病機最切方書稱風稱火稱痰漫無定見景岳師其意以為無虛不作眩治當上病療下滋苗灌根精矣精矣暫服煎劑再訂丸方王道無近功内觀頤養為要　舊患眩暈怔忡不寐遺洩本屬心腎兩虧水火失濟曾訂煎丸

九

服經十載玆診脉候平和精神矍鑠此亦頤養之功非全關草木之力也惟食多尚難運化腰脊時痛遺洩間或有之藥物所需仍不可缺考古人用藥有攻病保躬兩途攻病則或涼或熱當取其偏保躬則適其寒温宜用其平蓋温多恐助相火精關不藏潤多戀傷脾陽坤元失健如云食蜜便即溏瀉脾虛不勝潤滑之徵青娥丸固能治腎虛腰痛但故紙胡桃味辛性温久而增氣恐其助火且常服丸藥亦須分别氣候夏令炎熱遠剛近柔以防金水之傷冬令嚴寒遠柔近剛以遂就温之意將交夏至一陰初復元精不足之時商以益陰保金兼調脾胃秋季再爲斟酌

又火君水火失濟之證

水火之道宜交而不宜分水上火下名曰交交為既濟不交為未濟由是觀之水火之切於人身者大矣據脈與證處由腎亢下虧水火失濟以致魄汗淋漓玉關滑洩腰為腎府腎虛則腰膂多疼心為神舍心虛則夜臥欠逸面赤頸熱虛陽上炎體倦頭傾髓海不足且金乃生水之源肺腎為子母之臟子虛盜竊母氣此喘咳之所由腎開竅於二陰心與小腸相表裏心熱移於小腸此血淋之所自昔肥今瘦虛里跳動種種見證虛象奚疑不知持滿御神日啖草木無益積精自剛積氣自衛積神自旺酸以收之介以潛之厚味以填之水

十

火交精神治矣

胡觀察疝證

經云任脉為病男子内結七疝督脉為病不得前後為衝疝是疝病雖屬于肝而實衝任督三脉所主據證睪腫少腹形堅痛甚攻衝腰俞病根深遠愈發愈劇考任脉起于中極之下上毛際循腹裏衝脉起于氣街督脉統督諸脉而為奇經之長葉氏云大凡衝氣從背而上者係督脉主病治在少陰從腹而上者係衝任主病治在厥陰揣諸病情確為奇經受病無疑醫不中肯是以藥治無功

郭松厓郡侯瘧疾

瘧雖小病而內經論之最詳首稱夏傷於暑藏於皮膚之內腸胃之外因得秋氣汗出遇風內外相薄是以日作可知瘧病由於暑風相薄而成然暑必兼濕若無濕但為乾熱非暑也即此推之瘧病雖屬暑風相薄而成又必挾有濕邪醞釀之所致矣特六淫分配四時暑之與濕氣雖異而因則同有可分不可分之義也今歲太陰司天濕土主事其變驟注其災霖潰人在氣交之中感而即病者為霍亂吐瀉腫滿諸候其不即病邪伏膜原內趨大腸則為痢外走少陽則為瘧故瘧之寒熱往來亦猶痢之赤白膠粘耳恙逾匝旬瘧經五發胸腹飽悶嘔惡不渴脈沉弦緩顯係濕鬱中焦腑陽失運幸

十一

得從樞外達不至滯下疸滿邪淨自瘳無煩過慮

鮑蔣春部曹尊堂血枯久傷奇經

産育多胎衝任受虧兼之自乳陰血更耗恙經年遠腰脊刺痛轉側維艱小便血淋痛引少腹揣摩其故非特血氣之傷而且奇經亦損故歸地養陰參耆益氣均無靈效衝脈起于氣街任脈起于中極之下淋痛諸候必有所關即寒熱一端亦陽維為病耳病由血海空虛損及奇經八脈尋常藥餌諒難奏功宗内經血枯治以四烏鰂骨一藘茹丸

周司馬非風病後足膝輭弱

前患非風調治小愈案牘勞形元虛未復腰脊雖能轉側足

膝尚覺輭弱肝腎真元下虧八脉不司約束參耆歸地僅可益其氣血未能通及八脉古人治奇經精髓之傷僉用血肉有情豈諸草木根荄可同日而語推之腰為腎府膝為筋府轉搖不能行則振掉不求自强功夫恐難彌縫其闕恬澹虛無御神持滿庶幾松柏之姿老而益勁也

王明府夫人積聚久痛

脉弱質虧操持多勞昔年產後少腹起有痞塊不時作痛通來痛於早晨日日如是經云任脉起於中極之下循腹裏任之為病其內若結男子七疝女子瘕聚再考古人論積聚分癥瘕兩端癥者徵也有塊可徵其病在血瘕者假也聚則有

十二

形散則無迹其病在氣良由新產之後或因寒侵或因氣滯以致循經之血凝結成形膠粘牢固長大則易剤削則難須待本身元氣充旺始能消磨倘務急攻非但積不可消反傷正氣內經有大積大聚其可犯也之戒旨可見矣現在痛勢攻衝較甚滋臓之補似非所宜思久痛在絡衝為血海先商煎劑調和衝任使其脉絡流通氣機條暢痛勢稍緩再議丸藥圖刈病根

沈虹橋廣文疫證

時疫十朝正虛挾邪證見神倦耳聾熱發不退脉息沉細無力憑脉用藥理應壯中温托閱方曾服理陰煎三劑病樣日

增前法似難再進夫陽證陰脉原屬不宜方書有時疫邪伏于裏脈多沉細不同傷寒邪自外來脉多浮大語屬可參仿趙氏六味湯加柴胡一法　復診脈仍虛細神形倦怠脣齒乾枯舌胎黄燥變黑夫邪熱最為真陰之賊高年腎陰本虧熱甚津液更耗已任編所謂感證始終以存津液為第一義蓋陽明燥土全賴少陰腎水以滋養之如旱田側有井泉猶可供其灌溉之資倘并井泉乾涸燥土炎蒸則苗槁矣宗甘露飲

洪廣文少君損過脾胃

書云衛虛則惡寒營虛則發熱證見日晡寒熱往來已經數十三

月洵為營衛二氣之虛斷非客邪外感也病既屬虛虛則當補昨服補劑胸鬲反增滯悶此中消息頗難窺測蓋非藥不能應病乃胃氣不行藥力耳夫上損過胃下損過脾越人且畏姑遵經旨虛癆不足當與甘藥　兩進甘藥寒熱依然惟粥食稍增嗽咳畧緩藥病尚覺相符稽古補虛方法千蹊萬徑而其關鍵總以脾胃為之主腦夫人之一身內而五臟六腑外而皮肉經脈何一非藉穀氣長養之功茍土母傾頹既難輸化飲食之精微焉能傳送藥力宜乎虛不納補也難經發明五損勿過脾胃仲景治虛癆諸不足出活人手眼其所立建中方法亦皆稼穡作甘此古聖賢明訓內傷大病可不

以脾[胃]為首重耶然病真藥假終難圖功

鮑覺生宮詹精氣內虧詳叙證治次第

恙經半載脉證合參究屬質虧煩勞以致坎離不交水火失濟五液內涸虛陽不藏誤服苦寒重戕胃氣諸證蜂生糾纏不已揆之古訓以虛能受補者可治虛火可補參耆之類實火瀉可芩連之類勞傷之火虛乎實乎瀉之可乎趙氏謂陰虛之火如盞中油乾燈焰自熾須以膏油養之專益補陰其說是已然陰生于陽血生于氣顧此食少欲嘔脘悶不快又難強投滋膩反復推詳計惟培補脾胃默運坤元以為先着脾為土母安穀則昌金匱治虛勞首用建中越人言損其脾 十四

者調其飲食脾元日健飲食日增變化精微滋榮臟腑不治火而火自熄不潤燥而燥自濡充膚熱肉之功可漸見矣然内傷之病宜内觀静養所謂大病須服大藥大藥者天時春夏吾心寂然秋冬也參透此關以佐草木之不逮為妙　服藥旬餘脉象稍轉寢食畧安惟足膝痠軟項脊時疼形神疲倦考治五臟之靈難經言之甚悉曰損其肺者益其氣損其心者調其營衛損其脾者調其飲食適其寒温損其肝者緩其中損其腎者益其精闡發精微了無遺藴再考金匱云男子脉大為勞極虚亦為勞夫脉大為真氣泄越心脾耗傷此歸脾建中養營四君等湯之所宜極虚亦為勞乃精血内奪

肝腎下衰，此六味八味天真大造等丸之所宜也。但病證多端，治須次第，首從稼穡作甘，培補中宮，尊崇其土；次當榮養心脾，蓋心為離陽，補心陽以生胃土，靈則補母之義。至于皮枯肉瘠，肢懈形羸，精髓內竭，筋骨痿弛，明屬本實先撥，舍填納固攝，則解㑊何由而振，枯槁何由而回。特草木無情，須假物類之脂膏，益人身之血液，煎丸并服，脾腎分施，煉石補天，而收桑榆之效矣。

調治兩旬，雖未大效，然處境煩劇，猶能支撑，未始非賴藥餌扶持之力。七年之病，三年之艾，原無速功。春三月，此謂發陳，恪服煎丸，春氣得生，夏可得長，一陰來復，自可霍然。病機前案已詳，其中奥義難測者，尚有數端，請

十五

再陳之凡人病若勞動反覺精神强健者此陰火沸騰扶助于內不覺其元氣之衰若靜養調適反覺神疲氣弱者此陰火退本相露故也病情有類乎此者一也解㑊一證由于肝腎二經之虛肝虛則筋軟無力以束周身肌肉皆涣散而若解腎虛則骨痿不能自强遍體骨節皆鬆懈而多㑊故懨懨悒悒若不知所以為人病情有類乎此者二也男子精未滿而早摇其精五臟有不滿之處異日有難狀之病病情有類乎此者三也衛氣晝行于陽主寤夜行于陰主寐平人夜臥則陽升陰降陰陽交合然後漸入睡鄉若營弱衛强坎離失媾神明之地擾亂不安萬慮紛紜却之不去衛氣剛入于陰

契合淺而脫離快升者復升降者復降是以欲寐之時忽驚而寤矣病情有類乎此者四也至若飲食雖能强餐腹中常覺不暢者胃得受納之司脾失健運之職也大便燥結數日始一更衣者腸脂枯濇傳導艱難也脘中時痛者木失水涵肝葉怒張而迫鬲也心乍怔忡營虛之故臂多青筋血脫之徵更有皮肉之間時如氷水滴溜證狀之奇方書未載胃治一婦患此疾數年投補藥百劑而愈豈非血氣空虛失其溫分肉實腠理之司耶

殷仲周先生筋攣便溺

據論病原始末考諸經云肝主筋身之所束者筋也所以榮

筋者血也病本血不榮筋而附筋之血又耗於足癘之滲漏加之時疫熱邪深入經絡足跗之大筋得熱而短經又云肝氣熱膽泄口苦筋膜乾則筋急而攣者是矣然治攣固難而治濁亦不易雖津液藏于膀胱氣化能出但肺為生水之源金燥則水不生諸病水液渾濁皆屬於熱義可知矣進而求之筋攣血涸使非養血榮筋不可也然徒知榮養而不明夫輔金制木之法亦不可也茍以金制木而木反榮筋反舒矣且金清則水生而熱降此榮筋即可以治濁也水足則木暢而筋柔此治濁即可以榮筋也明見諒以為然

張佩韋先生肝腎兩虧證治

兩尺細濇肝腎下虧必得之醉而使內也壯時血氣方剛故無所苦自强仕以來漸覺目盲不能遠視耳如蟬吟蛙鼓虛里其動應衣闔目轉盼則身非己有腰膝痠楚行步不正種種病狀就衰之徵經云肝開竅於目腎開竅於耳目得血而能視耳得血而能聽血氣衰耗不能上充故視聽失其常度心為君主之官血虛心無所養故掣動不安腦為髓海下通命門上氣不足頭為之苦傾腰者腎之府腎憊則憚於轉側膝者筋之府筋憊則艱於屈伸方用人參為君形不足溫之以氣地黃河車龜鹿膠為佐精不足補之以味更用山萸五味攝納腎氣歸元氣旺精充百骸司職收視而視明返聽而

十七

聽聰矣

家近陶翁肝陽逆肺咳嗽加感風溫標本異治

兩寸関脉候俱大左関尤急據述前冬因情懷抑鬱先見此脈後覺心煩不安舊春心煩稍定咳嗽至今不止舌苔時黄時退此肝為受病之源腎為傳病之所夫肝之傷脾人所易知肝之傷腎人所不識譬如折花枝安插瓶中花枝日茂瓶水日為吸乾肝陽吸引腎陰此之謂也且肺為腎母子盡必盜母氣不特金不制木而木反得侮金肝陽上升衝心為煩衝肺為咳脉大不斂舌見黄苔要皆陽亢陰虧之所使然所幸寢食如常別無兼證議以滋腎生肝保金化液辛溫剛愎

似非所宜　復診脉急依然連日嗽甚於前夜臥欠安頭額手心俱熱是屬挾有風温外因若云陰虚之熱當發於日晡不應發在午前且其來也漸何驟若此質虚恙久固不能正從標治然亦未可過補仿汪廣期前輩風温湯方法

汪舜賡翁令愛水腫

色白膚嫩腎氣不充數月病魔脾元又困諸醫調治病勢日增請求其本而論治焉經言諸湿腫满皆屬於脾曩服五苓五皮非無所據但腎為胃関關門不利故聚水而從其類仲師主用腎氣丸即此意也若謂童年精氣未泄補之不宜然治標不應理應求本所謂有者求之無者求之是也夫水流

溼火就燥二陽結謂之消三陰結謂之水消者患其有火水者患其無火且水病雖出三陰而其權尤重於腎腎居水臟而火寓焉此火者真火也天非此火不能生物人非此火不能有生即膀胱津液藏焉亦必由命門氣化而出華元化曰腎氣壯則水還於腎腎氣憊則水散於皮前服腎氣丸頗應日來飲食不節病復再投不效考諸已任編云此病單用腎氣丸不效單用補中益氣湯亦不效須用補中益氣湯吞金匱腎氣丸謹宗其旨

方芷南茂才夫人產後心脾兩虧之證

金匱云婦人新產有三證一曰痓二曰鬱冒三曰大便難三

證所因無非陰傷血耗之所致耳人知四物湯能補血此第認其面目而未審其根源夫血生於心統於脾欲求其源舍此誰與再按脾主肌肉脾虛故肌肉發熱心主神明心虛故神明失藏計惟黑歸脾湯一方可稱對證之藥泛涉他求恐多歧也

語云寧醫十男子莫醫一婦人蓋女科病本無難其所難者胎產兩端而已胎前諸病尚須培養氣血况乎產後百脉空虛不言可知矣產經十朝發熱昏冒肢掣煩躁夜臥欠安脉息數大無力斷非蓄瘀風邪顯屬陰虛陽越病關根本非枝葉小恙可比歸脾湯培養心脾化源喜其虛能受補第補藥治虛如旱田稼穡灌溉宜頻病人畏藥昨晨至今

十九

停藥未進心煩肢擾痙厥欲萌原方加膠黄棗麦守服勿懈

鮑禹京翁夫人厥證治法節畧

傷寒論厥證分别陰陽陰厥屬寒陽厥屬熱寒宜温而熱宜凉雜病論厥證分别虚實奪厥煎厥痿厥為虚薄厥尸厥食厥為實實可消而虚可補病由情懷不釋肝失條達血氣日偏陰陽不相順接因而致厥與金匱全實者有間理偏就和宜用其平偏補偏消烏能治情志中病　厥證婦人常有之其為情志鬱勃致病顯然惟晝夜頻發陰陽臟氣俱傷却為可慮若乍發乍止疎而且輕亦無妨礙所嫌病關情志難以除根務須戒怒舒懷惜勞静養冬令收藏之際加意慎持來

春草木萌動庶可不致復發　厥證有因痰者有不因痰者因痰而厥厥時喉中必有痰聲漉漉此則厥來寂然無聞且痰厥脈應帶滑今脈細兼弦濇洵屬氣厥無疑　持脈之道須知人之平脉然後察其病脈質虛脈細此其常也惟細中見濇右寸關兼帶弦象故主病耳濇者血虛氣滯弦者胃弱肝強細小弦濇主病尚輕牢大弦長主病重矣　諸厥屬肝女子以肝為先天肝主怒怒則氣上經云血之與氣並走于上逈為大厥其由肝鬱為病可知考古人治鬱證多用越鞠逍遥二方但越鞠燥而逍遥則潤矣越鞠峻而逍遥則和矣治肝三法辛散酸收甘緩逍遥一方三法俱備木鬱則火

二十

鬱加丹梔名加味逍遥滋水以生木加熟地名黑逍遥已任編中一變疏肝益腎湯再變滋腎生肝飲前用逍遥減朮者恐其守中用丹皮減山梔者恐其苦泄傷胃也　肝胃二經同病須分别其肝陰胃液已虧未虧如陰液未虧氣藥可以暫投若陰液已虧治惟養陰濡液所謂胃為陽土宜凉宜潤肝為剛臟宜柔宜和　葉氏論治鬱證不重在偏攻偏補其要在乎用苦泄熱而不損胃用辛理氣而不破氣用滑潤濡燥澁而不滋膩氣機用宣通而不揠苗助長數語深得治鬱之理　血虚治當補血四物湯為補血之首方然其中尚須分别陰陽若血虚肝燥木火沸騰芍藥微酸微寒在所必需

地黄先應用生凉血生血繼則用熟補水涵木川芎辛竄同屬不合當歸亦須蒸去辛温之性　養血諸藥除四物外惟丹参為勝本草言其色赤入心有去瘀生新之能功兼四物乃女科要藥可以備用　木鬱生火火則宜凉第此火非從外來良由木失水涵以致肝陽内熾芩連知柏苦寒傷胃洵非所宜不若生地丹皮之屬清肝凉血為穩　五行剋制木必犯土肝氣上逆胃當其衝詢其厥來脘中有塊按之則痛食下阻滞此肝犯胃厥陰順乘陽明故也既知氣逆為患治應先理其氣無如氣藥多燥肝陰胃液已虧如何燥得　經言蘭除陳氣併能醒胃舒肝可加為引桑葉輕清能瀉肝胆之

二十一

鬱熱葉案每與丹皮同用見功　虛則補其母肝腎同治乙癸同源乃治肝病第一要訣然須俟其痞消厥定以作善後之籌若用六味湯可加當歸白芍或去山萸恐其溫肝故也如用須陳者乃佳分兩減輕并用鹽水拌炒服製名為肝風此非外來之風由乎身中陽氣變化故曰諸風眩掉皆屬於肝第肝為剛臟須柔和濟之治用和陽熄風及養陰甘緩等法至於鉤藤菊花桑寄生均有平肝熄風之能發時隨宜加入內經有肝苦急急食甘以緩之之語金匱出甘麦大棗湯祇用甘草小麦棗肉三味蓋小麥春生肝之穀也最能養肝合諸甘草棗肉之甘以緩其急後賢治肝風諸病每參

此法　木喜滋而惡燥陰虧血燥之體或逢天時陽氣泄越
或觸情志恚嗔因而激動肝風變幻瘂厥糾纏日久陰液内
竭可以借用千金之復脉湯蓋脉乃血派血脉既虧藉其藥
力以通營衛致津液葉氏于方内除去姜桂益精　諸厥雖
屬肝病然心為君主之官主安則十二官各得其職厥發日
久肝風内煽震動心營養心安神藥品雖多首推抱木茯神
者蓋茯神本治心而中抱之木又屬肝以木制木之義其次
柏子霜既能養心更可潤腎滋肝用棗仁須猪心血拌蒸晒
用麥冬須辰砂拌染或加琥珀龍蠣均有鎮静之功　肥人
之病慮虚其陽瘦人之病慮虚其陰陰虧於下則陽越於上

二十二

下虛上實而為厥巔之疾是故養陰藥中必佐以潛陽者如畜魚千頭須置介類于池中之意牡蠣鼈甲淡菜龜版皆介類也方中祇用牡蠣鼈甲者取蠣之鹹能軟堅鼈甲色青入肝不獨潛陽已也

張仲篪翁息賁喘嗽

情志抑鬱原屬肝病辛散酸收甘緩俱厥陰正治之方屢投未應竊思肝木不平金失其剛肺臟不能無患肺欲收觀其胸痞喘咳不得卧豈非肺張不收卧則葉粘背俞阻塞氣道之故乎經言諸氣膹鬱皆屬於肺喻氏發明秋傷於燥冬生咳嗽之義是知鬱病可不專責於肝而燥證則金關於肺也

蓋肺主氣居相傳之官苟治節有權則清肅下行克稱其職病緣木鬱生火兼挾燥邪金受火形令失清肅肺燥葉張阻塞氣機而為患矣倘果專屬肝病而不涉肺何至喘咳不能着枕耶且肝病治肺輔金制木道猶不悖設令肺病不救則煩冤逆滿內閉外脫更何如耶擬清燥救肺湯大意

方竹坪翁頭痛

質虧煩勞證經多日診脉虛弦帶急精神欠充夜寐少逸詢其病初并無寒熱知非外因惟頭痛乍輕乍重推求其故東垣云内傷頭痛時痛時止究緣煩勞抑鬱水不涵木肝風上擾清空鼓動不定夫頭痛神煩倏然而至迅速莫如風火但

二十三

身中陽化内風非發散可解寒凉可平必須陽和庶乎風熄經旨以下虚則上實陰傷陽浮冒上病療下滋苗灌根語可味也

洪益鋒翁脾陽虚寒濕内伏重用温補治法

夏月伏陰在内當於温（寒）中求之議以理中湯温理脾陽　服藥瀉止嘔減舌苔必退此由脾陽向黯卑監之土易於釀溼陽氣不足寒自内生即無外邪干之本氣自能為病今既投機只可於方内增分兩不必於方外求他味其所以不驟加陰藥者蓋恐肥人之病慮虚其陽耳　經云陽氣者若天與日失其所則折壽而不彰故天運當以日光明日光不到之

虛恒多溼生土之薄也經又云脾苦溼急食苦以燥之脾陽健可冀運矣昨方加增分兩有效足見尚是病重藥輕然當此盛暑參附大劑服逾兩旬病猶未却虛寒情狀亦可畏矣安心穩守功到自成

洪庭光兄肝風眩暈證類猝中

病起偶然眩仆醫謂急虛身中猛進甘温峻補轉增胸脹嘔吐不飢不便有時浮陽上騰面赤唇口乾燥然脈尚和平寢尚安穩言語尚覺明白求其所因良由腎元下虛水不生木肝風鴟張以致發時狀如中厥經謂諸風弦掉皆屬於肝温補藥重激動肝陽其胸脹嘔吐不飢不便者無非肝風擾胃

二十四

阻胃之降而然使果真陽非越雷龍不藏則脉必浮大無根證必煩燥無暫安時且前服溫補諸方豈有不效而反病增之理治用滋腎清肝尚有商者蓋肝陽衝逆非介不足潛其威木火沸騰舍酸無可斂其焰擬於方內加牡蠣烏梅二味更覺相宜瘦涎頓吐胃液必傷再加石斛蔗汁益陰保液尤為符合

葉振標翁證患似隔非隔

肝主怒怒則傷肝脾主思思則傷脾病緣情志不適初患上焦痞悶噯噫此肝氣橫逆木邪乘土之徵醫者不察浪投檳榔枳樸損傷胃氣轉致胸脘脹痛泛泛欲嘔食麵尚安稍飲

米湯脘中即覺不爽絆纏三載似隔非隔百計圖之總不見效經云肝在地為木其穀麥不能食穀而能食麥者肝强胃弱之故也蓋胃弱故穀不安肝强故麥可受耳安胃制肝法當不謬但證屬情志內傷未可全憑藥力張雞峰以為神思間病當內觀靜養惟逃禪二字甚妙夫禪而名之曰逃其心境為何如哉

洪星門翁吐血

脈大不歛陽虛體質兼多煩勞舊病喘汗服溫補煎丸相安月前偶感咳嗽續見鼻衄痰紅日來吐多不止口苦食減頭昏氣促若論尋常吐血不過肝肺之火藥投清降火平其血

二十五

自止尊體精氣本虛一陽初復形神交勞水火不交氣隨血脱病關根本再投清降損真則陰陽離決矣先哲有見血休治血之語可味也議從黑歸脾湯培養心脾佐以生脈保金攝納腎氣

服藥三劑血止脈斂經云人四十而陰氣自半平素質弱多病今復大失其血生生不繼臟真耗傷灌溉栽培尤非易事夫血雖生於心藏於肝實則統於脾古人治血證每以胃藥收功良有以也再按痰之本水也原於腎痰之動溼也由於脾内經以痰多為白血此果痰也果精血也豈精血之外别有稱痰者耶故昔賢又有見痰休治痰之論然五陰煎水土金先天一氣化源也

龔西崖兄咳血

向患血證發將匝月醫用血脱益氣之法未為不是惟嫌脉数不静肌熱咽乾嗆咳莫能正偃咳甚則血來咳止血亦止血去陰傷陰不戀陽水不制火刻值金燥秉權肺被形火金水不相施化醫貫云不投甘寒以降火驟用參耆以補陽此非醫誤不知先後着也自述胸脘乍覺煩寃即咳頻溢血按衝為血海其經起於氣街挾臍上行至胸中衝脉動則諸脉皆動豈非下焦陰火上逆血隨火升之故耶火在丹田以下曰少火出丹田以上曰壯火少火生氣壯火食氣欲止其血須止其嗽欲止其嗽須熄其火然非尋常清火止嗽之藥所

二十六

能奏功務使下焦陰火歛藏火不上逆金不受形嗽止血自止矣

吳曜泉翁乃媳痙厥幻證治之奇

前議清胃瀉肝嘔吐稍止脘仍痞痛大便未圊手抖目竄齒齘唇乾舌黄肌熱肝風痙厥狀已顯著據述病因情懷鬱勃夾食而起鬱則傷肝食則傷胃木鬱宜達腑病宜通　昨宗仲聖厥應下例便解結糞數枚中宮痞形稍軟飲入不嘔惟肝風未熄痙厥仍發肌熱口渴面赤齒乾胸脘嘈雜病由肝木抑鬱腑氣阻閉變化火風下焦腑氣雖通上脘火猶未降姑議平肝熄風舒鬱清熱　諸厥屬肝肝為風木之臟相火

内寄體陰用陽肝氣上逆胃當其衝食不得入是有火也古
稱寒熱之氣相結於心下而成痞相阻於心下而成格又云
厥陰為病氣上衝心心中熱疼飢不能食倣半夏瀉心減去
守中之品　肝鬱逆胃阻胃之降中焦痞塞不食不便連日
肝風勢平脘熱亦減惟胸痞未寬不思飲食前用潤下微解
結糞昨晚兩番欲便未得解出似有宿滯未淨胃宜通肝宜
涼乃病治之法則鬱抑夾食激動肝風神昏肢掣煩熱胸、
痞不飢不便曾投承氣瀉心獲效加怒病復連日診治證猶
未減自言脘中熱悶口渴唇乾頭筋抽痛有時氣衝厥暈即
發大便欲出不解病久反復誠難想法然揚湯止沸不若仍
二十七

用釜底抽薪陽明胃腑一通厥陰風木自平但成敗利鈍雖武侯之明亦難逆覩也　便通復閉脘痞依然按之尚痛食下阻塞不行然下法用經兩次燥糞已圊所有熱滯亦應推蕩何至牢錮若此遷延兩旬言微形倦似未可以再攻奈痞結不開補之不納仍宗土鬱奪之實有羸狀之義

葉震先兄肝風眩暈

肝者將軍之官罷極之本其藏血其主筋肝病則血病筋失所養眩掉強直諸證生焉要知此乃肝家自生之風非外中之風也治肝之法可不以為先着耶但東方木生於北方水使無此水何以生之使水不足何以涵之虛則補母厥有深

意平昔嗜飲醪醴傷陰足間常患流火行步振掉皮肉乾瘠春來漸有眩暈之象肝風勃勃內動加以陰絡之血又從痔孔內溢淋滴不已將何以榮筋澤肉乎斯恙由來有自矣目下年紀尚壯猶可撐持過此以往欲求良治不可得也

吳雙翹兄幼女目疾

目得血而能視黑輪上戴日久澁癢羞明弦爛流淚眼科苦寒消散屢服無功可知無形之火原非苦寒可折王太僕云寒之不寒是無水也壯水之主以鎮陽光小兒純陽從錢氏六味地黃湯治法曩緣血虛肝燥目痛羞明苦寒消散陰氣益弱今年厥陰司天風木氣主秋深燥氣倍張肝藏血其

二十八

榮在爪觀其爪甲枯槁剥落肝血内涸顯然前議壯水以平厥陽衝逆之威繼佐芍甘培土酸味入陰甘緩其急交冬腎水主事木得水涵庶可冀安　哭泣躁煩寔由臟燥肝在竅為目肺在聲為哭地黄滋腎生肝二冬清肺潤燥所加黑羊膽汁引之者蓋肝位將軍膽司决斷膽附肝葉之下肝燥膽亦燥矣故取物類膽汁以濟之同氣相求之義也

汪式如兄陰暑感證轉為癉瘧前後治法不同

證經七朝兩投温解寒熱退而復發乾嘔不渴舌膩頭疼病緣本質不足因熱貪凉感受陰暑之邪怯者着而為病方訂理陰煎冀其雲蒸雨化邪從少陽轉樞歸於瘧途則吉　寒

熱如期呵欠指甲變色似走瘧途證因陰暑逗留非開手正瘧可比仍宜壯中温托參以姜棗和解現在寒來且看晚間熱勢若何明日再議　寒熱仍來邪猶未解口仍不渴體猶怕風時當盛夏姜附服至四劑并無火象使非陰暑安能勝任不問是瘧非瘧總屬正虛邪留輔正即所以驅邪强主即所以逐寇昨熱發至五更汗出始退今日午初又至嘔惡呵欠前次尚有微寒此番并無寒意脈見弦急由陰轉陽之機大凡陰證得以轉陽為順證既轉陽温藥退當中病則已過恐傷陰病經多日正氣受傷輔正驅邪為是

二十九

汗出熱退頭痛稍減脈仍弦急舌苔轉黄瘡刺俱見寒邪化熱無疑恐

其熱盛傷陰酌以補陰益氣煎出入　質鬍感證經十二朝單熱無寒午初起勢黎明汗出退涼確係伏暑為病較之傷寒其狀稍緩較之正瘧寒熱又不分明經云少陽為樞陰暑伏邪得從樞轉尚屬好機不然則邪正溷淆如白銀中參入鉛銅不成銀色矣夫傷寒一汗可解溫暑數汗不除蓋暑濕之邪伏匿膜原所以驅之不易今寒邪既化似可清涼惟嫌受病之原終從陰分而來甫經轉陽苦寒未便驟進昨用養陰和解夜熱稍輕頭痛稍減脈急稍平窺其大局守過二候當可獲效　熱來稍晏勢覺和平黎明退涼渴飲較多汗至午時尚未收淨夫暑汗與靈汗不同經言暑當與汗皆出勿

止脈急漸緩頭痛漸輕小便漸淡邪剩無多今將二候愈期不遠按純熱無寒曰癉瘧癉即陽亢之名用藥自應轉手

昨熱作止勢猶彷彿脈急已平神采稍好惟舌根尚有黄胎口猶作渴仍屬伏暑餘波今明兩日熱雖驟止好在發作有時與癉瘧同例内經以為陰氣孤絶陽氣獨發叅加減一陰煎

昨熱仍作其勢較輕證屬癉瘧因係伏暑了無遺義喻氏論癉瘧會内經金匱微旨從飲食消息調以甘藥二語悟入主用甘寒保陰存液指南醫案治用梨蔗亦此意也推諸病狀似與秋時晚發之證相類氣候稍有不符情形大畧則一必須兩三候外日減一日方得全解屆期可許霍然

三十

又乃嫂喉痛清藥過劑變證

恙經兩旬起初喉痛清涼疊進喉痛雖好變出舌强語澁食少形疲頭昏足麻虛里跳動一派虛象切防肝風變幻若恐餘燼未熄亦當壯水養陰斷無再用苦寒之理舌乃心苗腎脈繫舌本當於心腎兩家求其水火既濟之道　早診言防肝風變幻午後安然口眼歪斜心悸肢掣此腎真下虛水不涵木以致內風鼓動更怕痙厥之險經云肝苦急急食甘以緩之祖千金復脉方法　連日肝風已平食少欲嘔人以胃氣為本病久正虧全仗飲食扶持胃氣不旺藥難奏功究緣前患喉證煎吹二藥清涼過度脾胃受傷不必慮其有火且

恐變為虛寒脾開竅於口脾和則口能知五味口冷不渴豈非脾胃虛寒之明驗與溫養脾陽倣理中六君方意 服藥兩劑嘔止胃安虛里跳動舌强口歪諸證尚未見效虛風不息穀必胃虛固當扶助脾元建其中氣第土由火生既虛且寒更須兼補其母

又患伏暑危證拯治原委

日前診視擬屬質弱受暑熱傷胃陰諸嘔吐酸皆屬於熱爾倣黄土稻花湯養胃滌邪服藥嘔減熱緩惟舌黵未退脉急未和寐仍欠安心煩體躁正虛邪留輔正兼理餘波治法固雖不謬所嫌熱久嘔多形倦不支目闔必神不獨傷陰亦復

三十一

傷氣不患邪之不除而患正之不守未可以嘔減小效恃而
不恐昨夜仍不安寐今日巳刻陡然神昏齒嚙狀類痙厥
舌苔黄膩反甚於前證雖多朝伏邪未透本體向虧況經三
候之久驅補兩難暑喜傷心風喜傷肝入心則昏迷入肝則
瘈瘲其危若此姑訂甘露飲合乾一老人湯養正滌邪穩持
不變庶可轉危為安　夏暑內伏秋時晚發前見熱勢鴟張
不得不為清解復慮正氣不勝兼佐養陰固本以杜痙厥脫
變其熱朝輕暮重口渴心煩舌黄欲黑足徵內熱熾灼若非
急為徒薪必致焦頭爛額幸得熱退方許坦途　質虧伏暑
病經多朝邪熱雖減正氣更虛自云心中焦煩口渴嗜冷固

知邪熱未清，然形倦如此，清凉又難再進。前案所謂不患邪之除不而患正之不守，洵非虛謬。原知邪實正虛，未敢直行蕩掃，無邪如熱蘊熾，舌苔欲焦，神迷欲厥，所商養陰固正，清熱滌邪。覩斯證狀，邪未淨而正欲傾，將何圖治耶？復脉生脉合參，再望倖成。

昨訂亟固真元以拯危殆，夜來狂叫暈汗，黎明神識漸甦，脉大稍斂，面赤畧退，舌苔仍黄，口仍作渴，頭額手心尚有微熱，倦怠依然。惟詢問病原畧能應對，較昨昏沉形狀稍好。質虧載邪，糾纏四候，正虛固不待言。餘燼似乎未熄，苦寒雖不可投，甘寒尚可佐用。

證將匝月，危而復蘇，雖屬伏邪粘着，迅速難驅，亦由正氣不充，無力托達。凡治質虧加感之病起初最難着手不比壯實之軀發表攻裏邪去病除之為易也神明清爽似屬轉機然肌熱未退大便欲圊不解固非實熱為殃亦緣虛焰不熄仍議育陰固正濡液存津陰血下潤便自通耳　養陰濡潤便仍未圊熱仍未淨病人自言心煩口渴喜吃生冷總屬熱久陰傷津液被劫雖仲景有急下存津之法現在正氣動搖焉能肩進考諸張介賓及高鼓峰前輩所論傷寒溫暑熱甚傷陰舌黑便閉之候悉用左歸六味甘露等方以代白虎承氣見效雖遲穩當過之謹宗其旨　病候纏綿變幻不測刻診脈耎形瘦氣墜都係虛象外熱已輕舌苔既退內熱料亦无多大便未圊腹無苦

埜聽其自然知飢啜粥胃氣漸開一意固本培元當此九仞加意留神為上

吴婦血崩

經云陰虛陽搏謂之崩又云悲哀動中則胞絡絶陽氣內動發為心下崩病机已見大端至於治法方書雖有暴崩宜溫久崩宜清之語要知此溫清二字乃示人大意未可執論也夫氣為血之帥暴崩氣隨血脫每見暈汗諸症故宜甘溫以益其氣蓋有形之血不能速生無形之氣所當急固初非指溫字為溫烈之溫也陰為陽之守久崩血耗陰傷每見燥熱諸證又當滋養以培其陰蓋壯水之主以鎮陽光盞中加油

三十三

浮熖自斂，亦非指清字為清涼之清也。病由半産失調，始而經漏，繼則崩中。黑帰脾湯一方，攝心脾肝三經，用藥暴崩之頃，洵屬合宜。若謂反復之故，除肝脾失其藏統之外，或情懷不釋，因怒動血者有之；或衝脉空虚，不司約束者有之；或腎水下虧，不能坐鎮心火者有之；或元氣大虚，不能收攝其血者有之。斷無因服帰脾湯而反致崩之理。凡血離宮便成塊，未可見血之有塊即認為瘀。果真内有蓄瘀，必然脹痛拒按，何崩決數番，腹無所苦耶？血色紫黑，固多屬熱，然須辨其熱之虚實。經言陽搏其陰必虚，心崩由乎悲哀太甚，其旨可見。再按督脉竅於二陰，衝為血海，脉起氣街。據言小解後血隨

溢出此腎真下虧衝脈不固益彰彰矣

許婦内傷經閉辨明非孕

病由不得隱曲以致臟真内傷經期阻閉女科不察病原宜用清熱安胎愈醫愈劇考金匱雖有䗪虫丸治虚勞血痹之法顧此羸軀恐難勝任即水土金俱病古人亦無備統治理議以早用四陰煎育陰保金晚仿周慎齋前輩滋養胃氣甘益脾陰蓋土為物母脾乃至陰其他退熱止嗽之藥皆置不用葉氏云勿見熱而投涼勿因咳而理肺誠哉是言也　形瘦陰虧脈虚近數證見咳嗽側卧汗多食少經停九月失紅三次據述曩因腹中微動疑是妊娠經云婦人手少陰脈動

三十四

甚者孕子也又云身有病而無邪脉也今脈證如此諒非孕徵果真有孕不過氣血之虛胎不長養雖費調理尚在可為無孕則血海乾枯勢甚怯途殊難着手且婦人重身即有病端但去其病而胎自安漫究姙娠之是否惟論療治之何如君以育陰保金佐以調養胃氣夏至一陰來復差可保守

汪孚占翁乃孫暑風驚證反復治法

一熱即搐幼科呼為急驚經云東方青色入通于肝其病發驚駭昨日驚作至今熱發不退神識昏迷哭不出聲唇乾鼻燥舌苔中黄尖绛雖屬時感燥邪然必挾有伏暑兩邪相合致病勢暴若此叫喊作努頭仰肢搐肝風動搖亟亟清解守

過一候邪淨熱退庶可安穩　夏暑伏邪秋時感發病起三日熱甚作驚舊新兩邪內犯心肝二臟入心則昏迷入肝則抽掣觀其撮唇弄舌尖絳苔黃伏邪化熱顯著夫邪在皮毛疎散可解伏熱內蘊非清不除病來勢暴未可因循亟當清解伏邪舍此別無法想　兩服清解熱退七八驚勢雖定神猶未清舌仍乾黃唇紅目赤伏邪未淨故也口中生瘡火尋竅出心熱外解之徵清藥仍不可以遽其熱熾陰傷參以養陰亦可　九朝驚定復作餘燼復燃肝風熄而復動幸病不由吐瀉而來證屬急驚猶可無妨熱蘊在裏外反不熱肢反厥冷所謂熱深厥亦深也若謂熱熾傷陰理則有之若直指

三十五

為虛寒患投温補斷乎不可仍當滌邪清热平肝熄風　病逾兩旬驚猶未定神迷齒齘肢掣頭搖證由夏伏暑邪兼感秋燥之氣兩邪相併一熱即驚邪傳手足厥陰深伏于裏所謂臟者藏也邪難入亦復難出故治法宜守更有初中末三法病初邪熱熾甚治宜清解急驅其邪不使陷伏中治則和陽熄風末治惟有養陰存津緩肝之急而已若云初起热甚驚作之時當服桂枝湯豈不抱薪救火而犯桂枝下咽陽盛則斃之戒乎是病糾纏至今尚有生機可圖者幸能納穀胃氣未敗倘一投桂附温補陽遇陽則為焦枯胃氣消亡殆盡矣病勢潰裂若此恐難紐轉机關　伏暑至秋而發邪陷手

足厥陰證經五十餘日肝風雖定神躁未安舌絳唇紅鼻瘡便結雖屬病久陰虧而心肝伏邪總未滌淨今歲少陰君火司天陽明燥金在泉故多燥熱之證治病須明運氣也緩肝之急以熄風滋腎之液以驅熱　服藥數日躁定寐安時或仍有强直之狀經云諸暴强直皆屬於風許宣治前輩書稱暑風驚後强直者屬陰虛治當養陰舒筋僭仿其旨

黄禹功　凡陰虛咳血誤服陽藥致害

操持經營勞思過度病起咯血後加咳嗽孟秋診過告以肺腎陰虧久咳虛火上升津液生痰不生血治當補水制火則其痰自除第此甘醇靜藥本無速功更醫參附養陽服至半

三十六

月諸證培增經曰剛與剛陽氣破散陰氣乃消亡是知證有陰陽藥有動靜陽主動以動濟動火上添油也不焦爛乎且一星之火能燒千仞之山一杯之水難救車薪之火恙本火多水少救陰尚恐不逮豈堪燥烈更灼其陰乎三冬腎水枯涸來春奉生者少語云昌陽引年欲進豨苓其斯之謂歟

方侶豐兄挾虛傷寒誤治致變壞病

年屆五旬心事內傷兼挾外邪誤藥因循邪留不解脈濡無神汗多頭暈交午寒熱此陰陽衰憊邪正交爭烏可與傳經少陽之寒熱同語張介賓云邪氣如賊其來在外元氣如民其守在中足民即所以強中強中即所以禦外斯證斯時曰

但驅邪可以却病吾不信也曰舍輔正可以拯援亦不信也仲聖云傷寒若吐若汗若下若温鍼不解者名曰壞病知犯何逆隨證治之雖然理固如斯而病已瀕危大厦欲覆一木恐難撑持　勞感經旬因循誤治邪陷正虧喻氏所謂輕則半出不出重則反隨元氣縮入觀其暈汗每現於寒熱之頃此陰陽交争正不勝邪脱機顯露如盜入人家門户洞開藩籬不固主僮如斯何堪與賊角勝負耶請先救人後醫病

謝翁證治并答所問

年逾花甲天眞既薄酒多穀少脾胃復虧書稱胃主四肢脾主肌肉脾宜升則健胃宜降則和覩此手足牽强膂膝綳急

三十七

麻瘄豈非脾胃不和失其升降之道乎內經以胃之大絡名曰虛里出于左乳下即今乳房腫脹胃絡不和之徵又按瘄生于溼溼生於脾由土薄也土厚則無溼無溼則無瘄矣閱所服諸方均從肝治以為凡病皆生於鬱但土為萬物之母試以五行言之木雖生於水然江河湖海無土之處則無木生是故樹木之枝葉萎悴必由土氣之衰一培其土則根本堅固津汁上升布達週流木欣欣以向榮矣　又問腎氣丸能治手足麻木否答曰天一生水水之凝處為土堅者為石其最堅者為金水土金原同一氣凡人戴九履一心肺居上脾胃居中肝腎居下胚胎始基先具兩腎此腎為先天之根

元牝之宅腎氣丸先天藥也能助右腎命門火使腎火生脾土脾土生肺金肺金生腎水腎水生肝木一方而五藏皆調一法而水火兩備且夫人之手足猶樹之有枝也人之腎命猶樹之有根也烏有根本充盈而枝葉不敷榮暢茂者乎引指使臂灌葉救根何可與言至道

饒君揚翁脾虛瀉血肺燥咳嗽證治異歧

診脉細濡恙經多時始而便瀉繼則下血漸致食少欲嘔形疲心憒藥無靈效累投辛溫血下即多稍用清涼飲食即減輾轉却難借箸然醫貴通變未可見病治病印定眼目經曰溼多成五瀉病始於瀉脾虛釀溼治溼固宜於燥但脾為血

三十八

之統剛燥過劑致動其血内溢不已陰絡受傷無如養陰之品恒多膩滯又與脾胃冈合此培其中州扶其土母不得不為之亟亟也昔賢治血證每以胃藥收功土厚自能勝濕耳酌以滋養胃氣甘益脾陰宗嘉禾飲　服藥数日穀食稍增視其病狀與痢相似即痢久正氣未有不虧亦當培養本元資其生氣據述脘中如飢如嘈是屬下多亡陰兼傷其氣觀其得食則安情已顯露方内参力加重佐以烏梅取其酸能生津并可攝血再考方書論久痢病根在大腸曲折之處藥力所不能到有用至聖丹一方余倣其法治驗頗多可備採擇　經云陰絡傷血内溢然藥用清熱養陰而不效者何耶

經曰營出中焦中焦取汁變化而赤是謂血中焦蓋指胃而言夫胃為水穀之海氣血俱多之經病之淺者飲食如常旋去旋生病之深者穀少氣衰所生不償所耗脾與胃以膜相連胃弱則生化無權脾虛則統攝失職書稱不問陰陽與冷熱先将脾胃為調和萬物以土為根元氣以土為宅議進歸脾理當如是又述向有肝陽衝逆之恙近兼舉發方内加入首烏既可益陰又可固攝非熟地滋膩可比烏梅畏酸不用亦可但腸滑已久須參澁以固脫李先知云下焦有病人難會須用餘糧赤石脂

便稀食進大有好機病纏兩月氣血受傷以故尻骨瘦楚頰車乍痛便時急墜行動之力初議專

三十九

培脾胃乃血脱益氣之法續進歸脾乃虛則補母之方李士材先生云先天之本在腎後天之本在脾二臟安和百骸皆治今既食增瀉減脾胃已調自當進加腎藥　治療匝月諸證均減寢食俱安精神漸長體素陰虧加以便血久傷陰絡屢服胃藥氣分雖充陰猶未復金為生水之源金燥不能生水是以上膈焦乾鼻癢咳嗆夫藥隨病轉移步換形醫如珠之走盤貴乎活潑氣不足便是寒氣有餘便是火改議養陰潤肺金水相生津回燥自濡矣　經言虛邪賊風避之有時恙後體虧加受外因形寒頭痛脘悶欲嘔然舌無胎脈不急受邪知不甚重正氣不充未可直行表散治宜輔正驅邪

外感已解痔瘡舉發肛痛便復見紅然每日便止一次幷不溏瀉此乃痔血非前腸血可比痔平血當自止知飢能食〻後脘中微痛按胃司受納脾主運化脾健失職運化較遲若果食滯致痛則飽悶不飢矣地黃益陰固好稍嫌其膩不利於脾暫商養胃調脾復診再籌進步擾論向來冬春左畔畏風夏秋上焦熱悶藥投清散服時雖效過後依然揆度其故諒緣營衛失和藩籬不固邪之所湊其氣必虛斷無六淫之邪久羈人身之理使非探本尋源徒泛治標無益且俟新病痊後再為圖之　下極為魄門亦為五臟使痔血去多〻陰虛陽冒上焦燥熱乾咳陽加於陰謂之汗前則瀉多納少

四十

故傚胃藥收功茲則大便如常多食善飢病情迥别丹溪謂男子陽常有餘陰常不足陽主動陰主静理當育陰濟陽静以制動擾言妄屆秋時即患咳嗽服清潤之劑頗驗日前感後恐有餘邪地黄滋膩似未可服按質虚偶感邪本無多既已驅逐諒無逗畱肺與大腸相表裏腸熱上熏肺燥則癢癢則咳此咳嗽之故非關於風而實由於燥也經云燥者濡之痔血咳嗽同歸一途無煩分治矣

方女慢驚

週歲女嬰病經兩月消散多劑脾元内傷面青目定肢掣指冷證屬慢驚勢頗危殆無風可逐無驚可療治惟温補脾陽

百中冀圖一二　病緣脾元大虧木橫土困變生慢驚屢進六君溫健脾元已臻小效日來停藥神形復疲小兒臟腑柔脆初生萌芽非蒼枝老幹可比根蒂傷戕恐難圖效盡人工以邀天眷耳

某嫗本病風痱加感暑邪

本證風痱近加受暑脈虛身熱倦怠口渴經云脈虛身熱得之傷暑暑傷氣是以倦怠夫暑乃六淫標邪雖無大害特恐質虧不勝病耳商倣清暑益氣湯大意以候消息　脈仍虛急熱心甚煩夜不安寐方內酌除耆朮加以玉竹本草言其用代參耆不寒不燥且能治風淫溼毒寒熱痁瘧大便五日

四十一

未圊小溲数熱肺與大腸相表裏又與膀胱通氣化古人治暑證每用生脈散者以其有保肺清金之能也　病軀加受暑邪恙經六日兩進清暑益氣輔正滌邪形倦膚乾熱仍熇熇心煩口渴溲数便閉張介賓云乾鍋赤裂潤自何来但加以水則鬱蒸暢然而氣化四達宗玉女煎　早服玉女煎薄暮復視病勢依然暑邪留着原難急驅今日已服藥兩渣未便再進暫與荷蜜煎代茶　便通膚澤往日早晨熱緩交午復甚心内如焚今午熱勢平和無焦煩輾轉之狀病驅治標亦不得已茲既勢平自當斟酌無使過也　前藥退鬆昨午其熱復甚溲数口渴心如煎熬質虛恙重況加反復切慮變

更揣諸病情得無心營胃液為熱灼傷以致焦煩嘈雜者與宗阿膠雞子黃湯法

胡某令郎痳後頸生瘰癧籌治三法

痳出於臟由陰而及乎陽火毒燔灼營血耗傷故痳後每多遺毒之患不可補氣以助火只宜養陰以退陽此治法之大綱也病由痳後頸生瘰癧自春徂冬滋蔓不已鄙籌三法而論治焉蓋瘰之未消由毒之未淨然毒即火也欲去其毒須去其火要知火有虛實病有新久痳出之先其火屬實藥宜清涼痳歛之後其火屬虛藥宜滋養酌以六味地黃湯煎送消瘰丸庶乎瘰消而元氣不傷且人以胃氣為本久病服藥

必究脾胃此養陰輭堅消其瘰培補脾胃扶其元道並行而不悖也

家若谷兄乃郎脇痛

感證已逾兩旬脇痛依然不愈按外感脇痛病在少陽内傷脇痛病在厥陰今外邪解經多日脇痛何以不瘳既無情志抑鬱定屬動作閃力之傷外邪引發耳夫久痛在絡絡主血防其蓄瘀動紅從金匱肝着例用旋覆花湯一法

梅氏女嘔吐經閉

病逾四載起初嘔吐漸致經閉不行溫清攻下遍投無驗醫乃視爲癆瘵棄而不治診脉不數亦無風消息賁寒熱咳嗽

兼證似與癆瘵有間果真損怯已成病入膏肓焉能久延歲月乎經云治病必求其本又云先病為本後病為標惹由嘔吐而起自當以嘔吐為病之本也茍能止其嘔吐則倉廪得藏生生有賴氣血周流諸證不治而自安矣考諸方書論吐證非止一途斯病既非真寒又非實火所以溫清俱不投機至於下法乃治傷寒暴急之方施於傷内久病殊屬悖謬詢其飲食下嚥停注膈間不肯下行旋即嘔出衝逆不平時時噯噫所以然者乃肝為受病之源胃為傳病之所胃宜降則和肝氣橫逆阻胃之降致失其和而為患也夫脾為濕土胃為燥土六君異功止可健運脾陽今病在胃而不在脾溼燥

四十三

異岐不容儱統而論矣再按肝為將軍之官臟剛性急木喜條達最嫌抑鬱古人治肝病辛散酸收甘緩與夫補水生木培土禦木方法多端非僅伐之瀉之而已治宜安胃制肝厥陰陽明兩調王道無近功戒怒舒懷以佐藥力為要

葉某喉痛

病逾一年醫稱陰虧陽升水不制火育陰清火潛陽屢治無效若云癆瘵已成非草木之所能治現在飲食如常脈不細数似又不倖求其何以屢治不效之故理殊難測豈非另有隔膜未窺邃耶據述病緣舊春郊外垂釣感冒風熱而起經云肺主皮毛皮毛者肺之合也皮毛先受邪氣邪氣以從其

合此肺為受病之原比諸勞風法在肺下巨陽不能引精青黄之涕不能咳出適足傷肺之例當時雖曾服過清解之劑但外邪入肺如油入麪有倉卒難以浣滌者膠粘醞釀鬱而為熱鬱熱熏灼津液受傷所謂因病致虚者由肺病而累及之也何以言之凡人咽喉兩管咽通于胃喉通于肺今喉雖辣痛而納食無礙可知其病在喉而不在咽人身之氣左升右降肝主升其脉縈于左肺主降其脈縈于右今左畔肢體如常而病端偏着於右足見其病在肺而不在肝肺脈雖縈于右然位居上焦為臟腑之華蓋觀其上脘煩熱時冲喉嚨頸下皮膚作癢搔爬如痱咯吐痰色灰黄等因其為肺臟蘊

四十四

熱金燥液乾情已大露再按大便堅鞕数日始一更衣者肺與大腸相表裏也倘果陰虚致病悉屬内傷水不制火而致喉痛早已咳血音嘶走入怯途焉能緩待且滋陰壯水藥證相符何以久服不應耶然病情雖窺一斑治法尚難計議蓋治病須分新久用藥貴審機宜病初體質無虧治惟滌邪無庸顧慮兹則病魔經歲正氣已虧豈容孟浪進而求之肺為嬌臟喜潤惡燥邪熱久處肺中金被火刑津乾液涸是以養陰藥餌只可滋其津液之乾莫能驅其藴伏之燥耳古人治燥甚少良方惟西昌喻氏會悟經旨發明燥病根源見得諸氣膹鬱諸痿喘嘔以及心移熱于肺二陽之病發心脾各種

病機俱關于肺所立清燥救肺一方頗有深意蓋輔金制木即所以治肝清肺澄源即所以治腎僭倣其法諒當有應

朱百春兄令嫒半產崩暈寒熱似瘧

質弱生育多胎此番重身三月又復半產氣隨血脱昏暈頻發幸賴獨參湯挽回日来熱發不退時時怯寒舌白喜飲熱湯頭疼形倦脉息無力合參脉證明是氣血兩虛即有外邪投鼠忌器丹溪云產後當以大補氣血為主他證從末治之倣甘温除大熱之旨　下午復診脉象彷彿早間服藥安眠片時頃復寒熱交作此屬陰陽兩虛正氣不勝非瘧證也原方更進一渣明日再議　兩進甘温昨午寒後熱甚扶掖下

四十五

床小溲遺出直至半夜熱始漸緩 切恐今午寒熱復来撐持不住揣其寒熱之故非陰陽兩虧即正虛邪陷當此危迫不問有邪無邪一意扶元固本蓋輔正即所以祛邪也本草謂人參能回元氣于無何有之鄉古人治氣隨血脫之候悉仗參力斡旋昨藥分兩固雖加重惜乏參力故難奏效耳 昨午寒熱仍来神形益倦二更後熱勢漸平然起床勞頓即作昏暈頃進診間暈又復發連服温補大劑尚未見功即云寒熱由於外因覩此狼狽情形焉可再從標治仍守原制佐以河車亟挽真元醫當醫人不當醫病昨夕昏暈頻作頃診右脉虛耎左猶帶數體倦無力氣怯懶言虛象無疑病緣質

虧半產加之寒熱糾纏波濤洶湧現在熱退神清固見小效奈病來勢暴大厦搖搖前議補元歸脾更從養營進步　兩日未診脉象依然在前發熱之際脉由熱搏而數今外熱既退理當和緩何至數猶未平口不乾渴并無火象無非產時血去過多營陰受虧脈乃血派是以急數不平耳但諸藥皆是草木根荄人身真元耗傷倉卒焉能挽轉參力既艱他策又無可畫前方減去辛溫稍佐柔和之品　產後崩暈血氣大虧陰陽樞紐不固見出種種疲憊之候賴諸溫補藥餌竭力挽回寒熱已除胃安谷納無如事多磨折臀生瘍毒痛楚不安瘍甫潰膿痛勢稍定又加時感濕邪腹痛便瀉節外生

四十六

枝暫與香砂六君俟其痛瀉愈後仍須峻補真元冀圖恢復

王氏婦妊娠二便閉塞

孕婦脉来滑数證見便溺不通二陰墜脹足膝浮腫醫藥滋陰疏利升舉屢施不驗按肺與大腸相表裏又與膀胱通氣化是二便之通閉肺有所關係焉金燥水無以生清肅之令不能下降是以二腸交阻喻氏謂人身之氣全關於肺肺清則氣行肺濁則氣壅清肺之熱救肺之燥治其源也氣行則壅自通源澄斯流清矣凡禽畜之類有肺者有溲無肺者無溲故諸水道不利而成腫滿者以治肺為急前商清燥救肺小溲雖通大便未暢足腫未消二陰仍然墜脹夜卧不適口

苦舌黄原方加枯芩梨汁

李某鼻淵孔潰

經云肺氣通于鼻又云膽移熱于腦則辛頞鼻淵可知鼻淵一證病端雖責于肺實由膽熱移腦之所使然證經数載腥涕流多肺腎爲子母之臟金被火形陰液受傷加之鼻竅右側舊夏曾已穿潰甫經收口左側又潰一孔至今紅腫未消經謂熱勝則腫雖由膽移之熱醞釀爲患但治病須分新久診脉数大無力是屬恙久陰虚陽浮非新病實熱可比苦寒傷胃洵非所宜計惟壯水保金冀其水升火降庶幾紅腫可消潰口可斂也

四十七

王某背瘍潰後餘毒未淨

癰從六腑生疽從五臟生營氣不循逆于肉理乃生癰腫此先聖論癰疽之大端瘍科之綱領也證起月餘毒發于背始初平塌不痛藥服温補内托得以由陰轉陽掀腫潰膿腐化新生瘡口漸歛無如一波未平一波又起日前齦微腫痛漸次腫甚流血病中飲食本少茲因齦腫米汁難啜人以胃氣為本瘍潰之後胃氣空虛全藉飲食精華資其生氣旣不安穀倉廪必傾何恃不恐且瘍後與產後同理應培養氣血現在齦腫咽乾下利糞色如醬利下齦腫稍鬆利止腫痛復劇詳審病機似乎餘毒未清奈病久困頓如斯固正則火勢不

平清火則正氣不守如何借箸姑倣火陰不足陽明有餘之例宗玉女煎方法蓋腎主骨齒者骨之餘上齦屬足陽明下齦屬手陽明擬理推詳冀圖徼倖

王錫章肺腎虛喘畏補致脱

經云呼出心與肺吸入腎與肝是肺主出氣腎主納氣肺為氣之主腎乃氣之根母藏子宮子隱母胎金水相生之義也前商保金生水納氣歸根正本澄源治不為謬擬述服藥脱中微覺痞悶心疑藥補即不敢嘗此由胃虛不能傳送藥力之故與補無干如果補之為害何喘不見增病不見甚耶經曰能合脉色可以萬全宣色悴神瘁喝喝不繼者如是而能

四十八

以耗散收功者乎先哲有云喘生毋耗氣氣本弱而復耗之元本虧而復竭之抱薪救火入井下石脫機甚速勿怪言之不祥

吴媪肺痺

恙經三月脉大而急證見喘咳氣築胸滿背脹夜不安卧卧則氣衝呼吸不利目爛舌赤口乾心煩審諸脉證是屬肺感燥邪加之抑鬱瘀氣膠結肺竅阻閉清肅失司釀成肺痺危險蓋肺為氣之主肺氣逆則諸氣皆因之而逆矣平素質虧受補茲則補劑不投體雖虛而病則實不去其病徒補無益經云諸氣膹鬱皆屬於肺秋傷於燥冬生咳嗽計惟清燥宣

痺幸得胸展痺開方計機關紐轉倣葦莖湯遵金匱法 服藥四劑喉口燥象稍減舌根焦苔亦退脉象依然痺猶時發甚則胸膈䐜脹喘喝不已欲人搥摩咯出濁痰畧覺寬展病由燥邪蘊伏上焦治節不行痰壅無形之火火灼有形之痰交相為患夫痺者閉也內閉則外脫至危至急無如上焦不開未能填補其下是以每投補劑其閉更劇按肺竅蘊結之痰如屋之遊樹之蘿石之苔膠粘滋蔓豈尋常消痰之品所能芟刈原方加蔞皮海石 輕清宣痺病象未減下虛不能納補上實通之無功消補兩難頗為棘手擬述每痺甚時惟飲蔗水則痰氣稍平即此推求定有頑痰膠粘肺管阻塞氣

四十九

機葦莖頻投不應惟有進步葶藶一法非不慮及老人質弱難任當此危迫畏首畏尾身其餘幾奈何　葦莖葶藶乃金匱治肺癰兩大法門前因年高恙久不敢驟用葶藶峻攻惟取葦莖輕清宣癰冀其病去元氣不傷服藥雖見小效癰終未宣前論燥熱醞釀為痰肺竅氣機阻塞清肅失司因而逆滿却非謬語夫頑痰滋蔓譬諸頑民不服王化不忍猛而寬則萑苻盜風何由而息所加葶藶雖係無可如何亦理之所當然非徒行險儌倖也現在癰勢稍鬆足見有故無殞從來峻劑原屬可暫而不可常然證經數月之久痰熱彌漫已極甫得稍開若旋行易轍病根尚在慮其復萌今早臭仍流血

可知肺火未清方加石膏山梔竹瀝徹其痰熱餘波今夜得以痺再減輕明日可為轉手　老人病逾百日痰凝氣壅肺痺不舒上實下虛原難想法數番診視因其痰火勢盛不能受補無已初投葦莖輕清宣肺繼進葶藶滌飲除痰佐以膏梔竹瀝以徹痰熱餘波此皆古人成法非杜撰也今痺象稍減虛狀漸露高年恙久恐其元氣不支商佐保金輔正

施婦感證

證逾三候始而寒熱涵淆繼則不寒單熱日晡熱甚黎明漸退閱方初投逍遙次用桃仁承氣愈醫愈劇食少便瀉足腫腹脹熱甚脹亦甚熱緩脹亦緩若云肝氣未必發熱亦不必

五十

脹隨熱至若云血痺當在下焦不應脹在中脘求諸病因非關氣滞血凝乃伏邪留着故也已任編云秋時晚發感證似瘧本是伏暑之病暑必挾濕盤踞膜原即中焦部位邪伏既久乘時而發自裏達表是以外熱内脹至於便瀉足腫更屬濕病無疑欲消其脹須祛其邪邪一日不去脹一日不除所謂傷寒究六經温暑辨三焦上焦不解勢必蔓延中下淡滲佐以微辛蓋無形之邪未可作有形攻擊耳　前議服藥汗出熱退脹減伏邪外達之機蓋暑湿伏邪與風寒外邪不同新邪當先徹表伏邪當先清裏裏清表自解也日來兼見咳嗽瀉仍未止按外感以嗽為輕腑病以通為補嗽瀉均

係伏邪之出路不可上遏

江腑崩證

女子二七而天癸至任脉通大衝脉盛月事以時下故曰月經經者常也反常則為病矣是以婦人首重調經經調則百病不生失調則諸證蜂起夫血生于心藏于肝統于脾而衝為血海血猶水也若江河之流行設有枯涸崩決其為患也大矣求其致病之因有謂血枯者蓋女子以肝為先天素性多鬱木鬱生火火灼陰傷以致經血日耗地道不通經言二陽之病發心脾有不得隱曲女子不月者此也有謂崩決者崩如山冢崒崩決如波濤橫決蓋血屬陰靜則循經營內動

則錯經妄行經言陰虛陽搏謂之崩陽氣內動發為心下崩者此也病經日久形瘦陰虧木火鬱動舊春經阻崩暈現又愆期兩月勿愁血之不行切恐崩患復發議養腎陰以濟心陽兼培衝任冀其生生有自血氣調勻無錯妄之虞復經常之度不徒病去[illegible]安更可勿藥有喜

江氏子足痹誤治成癱

經云風寒溼三氣雜至合而為痹風氣勝者為行痹據述證由右足膝蓋痛引腿胛漸移于左狀類行痹（行痹）屬風治以驅逐理不為謬但邪之所湊其氣必虛況童質稟薄腎元未充驅逐過猛血氣受虧肝主筋筋無血養則攣急脾主肉肉

無氣煦則枯瘦以致腓日乾髀日腫足不任地釀成痿疾矣古云治風先治血血行風自滅閱所服諸方非全無治血之品也無如桂麻羌獨藥性太狠難以監制故祇見其害不見其益在病初血氣未衰猶可輔驅並行今則疲憊如斯尚有何風可逐何絡可通倘再求速功見病醫病非但病不能醫而命亦難保矣要知疾既成痿欲圖轉澤回枯誠非易事惟有培補肝腎一法膝為筋府肝腎之脉麗于足足得血而能步復有調養脾胃一法四肢皆稟氣于胃脾病不能為胃行其津液脉道不利筋骨肌肉皆無氣以生故不用焉脾強胃健四肢得稟穀氣脉道流行自能充實熱肉二法雖不言治

五十二

病然治病之旨在其中矣

葉翰周世姪感證反復狀類內傷

曩議和中通腑大便解後痞悶漸舒穀食稍進時候寒暄不常質虛最易加感以致寒熱愈而復作日來寒象雖除熱猶未淨脉虛近急是屬節外生枝尚非本證變幻特元虧未復腠理空疏起居最宜謹慎若謂此番寒熱不關外感全屬內傷則是陰陽兩虛奇經為病不應急驟至此但內傷之寒熱當在日晡日日如是不能偶然其狀洒淅亦不若此之重據理推詳似當不類現在大便又復旬餘未解腹中雖無所苦總覺欠舒呆補惟恐不受所以然者病由濕凝氣滯而起醫

藥厖雜胃腑欠和輸化失職故耳淡養胃氣甘益脾陰然以潤腸不至躓蹬再生自可漸躋蔗境　復診便雖半月未圊腹無所苦下不嫌遲毋庸亟亟日前感復寒熱作後至今申刻仍有微潮熱時口渴交戌汗出始退固屬餘波未清但熱久津液必傷商進養陰陰血下潤則便通非徒退熱已也感證反復熱盛陰傷腸枯便結疊進養陰濡液熱退餐加脉急已平神采漸轉據述昨午便圊燥糞依然努掙艱難足見病魔經久元氣受虧津液未充便通猶防復閉援救陽氣當用建中救陰液須（擬）復脉宗千金方法佐以人乳團魚燕窩血肉有情且俟液復壺回胃强脾健再議善後之圖

五十三

醫案輯録

慶敬齋方伯耳鳴

經言腎氣通于耳，故人至中年以後，腎氣漸衰，每多耳鳴之患。喻氏論之甚晰，然不獨肝腎之陰氣上逆，必兼挾有内風乘虚上升。夫風善入孔竅，試觀簾櫳稍疎，風即透入。人之清竅本屬空虚，是以外感風邪，其息即鳴。韓昌黎云：草木之無聲，風撓之鳴；水之無聲，風蕩之鳴。凡物之鳴，由于不得其平。人身之陰失其平

陽失其秘伏風盤旋上干清竅汩汩之聲晝夜不息其義亦然議與潛陽熄風静以制動之治

又公子痘證

見點九朝成漿之期猝提先天禀薄痘形陷伏根脚不齊漿清色白便溏食少嗜卧無神一派氣血虛寒之象亟亟温補内托尚有生機醫猶以為肌熱未退尤毒未清藥仍清解誤之甚矣夫痘證發熱此其正候蓋不熱則表不能透標不能長漿不能蒸靨不能結故痘證始終無不賴此熱力為之主持若欲盡攻其熱不

顧戕損其元〻氣受傷安能送毒歸窠苗而不秀能成實者鮮矣外科論癰疽謂有膿則生無膿則死痘證亦然又傷寒有養汗之法痘證有養漿之法傷寒須七朝以前邪氣未傳尚可養得汗來痘證須七朝以前逆證未見尚可養得漿來倘至七朝以外生氣已離再思養漿亦猶傷寒邪氣已傳再思養汗其可得乎無膿癢塌勢所必致十二險關慮有凡波勉議保元湯合參歸鹿茸一法冀其堆沙叢臭或可儌倖圖成

齊方伯脇痛

肝者將軍之官，謀慮出焉。情志不舒，木鬱爲病擾諭悉起數年，左季脇下不時作痛，飲食入胃，其氣常注于左，不行于右。經言左右者陰陽之道路也。肝位居左，其氣常行于右；脾位居右，其氣常行于左。左升右降，如環無端。今氣偏注一隅，豈非升降失司、肝脾不和之所使然？目前雖無大患，竊恐肝病日久，土困木横，衝胃爲嘔，攻脾爲脹，可不早爲曲突徙薪之計乎？

福方伯哮嗽

哮嗽多年，原屬錮疾，徃歲舉發尚輕，此番發劇胸滿喘促呼吸欠利夜臥不堪着枕藥投温通苦降閉開喘定吐出稠痰而後即安思病之頻發膈間必有窠囊痰飲日聚其中盈科後進肺為華蓋位處上焦司清肅之職痰氣上逆阻肺之降是以喘閉不通務將所聚之痰傾囊吐出膈間空曠始得安堵然此窠囊之痰如蜂子之穴於房中蓮子之嵌於蓬內生長則易剝落則難不刈其根患何由杜考金匱分外飲治脾內飲治腎且曰飲邪當以温藥和之議以早服腎氣丸温通腎陽使飲邪不致上泛晚用六君變湯為散默健坤元冀其

土能生金兼可制水夫痰即津液所化使脾腎得强則日入之飲食但生津液而不生痰痰既不生疾自不作上工治病須求其本平常守服丸散疾發間用煎劑搜逐譬諸宵小潛伏里閈乘其行動犯竊易於拘執勤撫並行漸可杜患

台静亭州尊陰陽兩虧仿及奇經

復診寒熱依然神采更倦前方初服微見痰紅疑係附子温燥所發續服五劑紅不再吐口并不渴仲聖云身大熱而反近衣者熱在皮膚寒在骨髓也且越人明以

陽維為病苦寒寒熱為訓豈寒慄如此經年累月憔悴不堪不從温補尚有何策可施耶王太僕云熱之不熱是無火也益火之原以消陰翳旨可悟矣雖内經有諸禁鼓慄如喪神守皆屬於火之言丹溪有治用清凉之案與此證似乎不合無如補虚門中歸脾十全補元煎養營湯之屬均已服過即治奇經之鹿茸河車亦無應驗殊為棘手但細詳脉證總不外乎陰陽精氣兩虧張介賓所謂以精氣分陰陽則陰陽不可離以寒熱分陰陽則陰陽不可混古人復起不易斯言

長中堂病機治法

經云陰陽者萬物之能始也水為陰火為陽是病機雖繁可一言以蔽之曰陰陽而已試觀天有四時以生寒暑燥濕風人有五臟以生喜怒悲憂恐五臟所患不同其主在乎心腎此陰陽窟宅水火根基甚緣夙夜煩勞心腎不交水火失濟夫營衛二氣行陽則寤行陰則寐若衛氣不得入陰則但寤而無寐矣醫用補心丹養心湯安神定志未為不善要知心為靈炅之臟草木無情非假物類之靈以引之焉能望效擬以純甘

加入龜版兎睛魏齒現白珍珠諒當有應

馬朗山制軍公子中寒陽脫急救不及

診脈沉伏模糊證見肢厥聲鼾口鼻氣冷人事迷惑蒙由真元內虧陰寒直中陽氣外脫勢屬危殆內經以陽氣者若天與日今則沍寒凝泣陰霾用事使非重陽見晛何以復其散失之元乎夫人身之真陽譬之鰲山走馬燈拜舞飛走無一不具其間惟是一點火耳火旺則動速火微則動緩火熄則寂然不動而拜舞飛走之軀殼未嘗不存也方用參附二味重加分兩晝

夜頻進车草言人参能回元氣于无何有之鄉附子為斬關奪门之將潭底日紅陰怪滅矣陽未盡則不死但脉證敗壞如斯欲圖斷鰲立極之功亦难之难矣

温景僑制軍飲傷脾胃商善後之策

脉沉細緩外腴内鬱飲多榖少恙經三載發時脘痞噯噫小便欠利年未戒飲其疾雖平然精神起居未能如昔飲食稍有失調脘中猶覺不快恵其病根復萌商圖善後之策此不治已病而治未病也夫脾

胃清和始能生化氣血酒者熟穀之液其氣慓悍入于胃中則胃脹氣上逆滿于胸中故致患若此今病雖愈而倉廩之官未得驟反清和之舊計惟調養脾胃以資運化考古治病有煎膏丸散之别心肺病在上焦宜用煎膏肝腎病在下焦宜用丸脾胃病在中焦宜用散審其致疾之因投藥自中肯矣

周都憲咳久醫誤治用温肺滌邪

岐伯雖言五臟六腑皆令人咳然其所重全在於肺蓋皮毛者肺之合也皮毛先受邪氣邪氣以從其合

其寒飲食入胃從胃脉上至於肺則肺寒肺寒則內外合邪因而客之則為肺咳是咳之不離乎肺猶瘧之不離乎少陽擾論病緣夏熱曉起感冒涼風更兼飲冷始而微咳漸至咳甚服藥月餘咳仍不已經云形寒飲冷則傷肺此致病之大端醫者只知天時之氣熱不察人身之臟寒頻投滋潤希冀清火止咳適燕指南妄怪藥愈服而咳愈頻也並肺為嬌臟性雖畏熱然尤畏寒金被火形固為咳金寒水冷亦為咳五行之理生中有尅尅中有生金固生水者也然金寒則水冷

使非火尅金則金不能生水矣譬諸水冰地坼猶以霜雪壓之其能堪乎診脉沉細口不乾渴時當盛暑背猶怯風使非溫中滌邪何以春回暘谷倘再因循貽誤寒邪不解久咳肺傷更難為計擬溫肺湯一法

方來青制軍便溏溲數

經曰中氣不足溲便為變人之二便全藉中氣為之轉輸故不失其常度腎氣虛則閟門不固脾氣虛則倉廩失藏便溏溲數之病生焉方定補中益氣湯升舉脾元四神丸固攝腎氣二藥合投並行不悖加枸

兎佐莬萸之功，增蓮芡輔参朮之力，方則脾腎互施，病則溲便並治矣。

曾實谷中丞痢疾

痢疾古名滞下，然此滞字非单指飲食停滞之謂，言其暑湿内侵，腑氣阻遏而為滞耳。長夏感受暑邪，伏于腸胃，新秋患痢，腹痛後重，赤白稠粘，日夜頻次。考古賢治痢不外通、澁兩法，大都初痢宜通，久痢宜澁。夫暑湿邪热，容于營衛則生瘡癤，入于腸胃則為瀉痢，々之紅白如癤之膿血，々々不淨，癤不收，紅白不淨，痢不止。證在初起治貴乎通經曰通因通用然此通字亦非專指攻下之謂言其氣機流行而無壅滯乃為通耳丹溪以何間發明滯下證治和血則便膿自愈調氣則後重自除二語實盲者之日月聾者之雷霆特其方法每用芩連檳枳苦寒攻伐藜藿洵屬合宜膏粱恐難勝任歙郡汪氏蘊谷書稱痢疾即時疫濁邪中下名曰渾亦雜氣之所乘故多傳染於人其自定黄金湯一方藥雖平淡無奇然於逐邪解毒之義頗為切當穀食不減胃氣尚强約期二候可以奏功

張觀察如夫人經期不調

先天禀薄情志欠舒心脾抑鬱診脉細濇細為氣火濇主血虚向寢食如常惟月事失調每值經期洒淅寒熱腰脅痠疼按衝為血海任主胞胎二脉交通乃能有子脉證若此別無他患恐難孕育间進加味歸脾湯調養心脾血氣之源常服毓麟珠補益衝任陰陽和協衝任调匀則合浦珠還藍田玉茁可預必也

龔閤齋觀察令媳療證

軒岐論五鬱首究乎肝肝主春生之氣春氣不生則長

養收藏之令息矣而欲其無災害者幾希夫病端雖始
于肝久則瀰蔓他臟胃痰見血投涼因咳治肺者固無足
論即知求本而不審諸陰陽消長之理依然隔膜所謂補
陰補陽義各有〻芩連知柏有形之水也麦味地黄無形之水
也以無形之水制無形之火如盞中加油其燈自明乾姜桂
附温烈之温也參耆甘草温存之温也以温存之温煦蒸
其〻之氣如爐中覆灰其火不息日内咳頻痰猶带血似
須先投甘寒以降火未可驟用參耆以補陽耳
醫貫云凡人肺金之氣夜臥則歸藏于腎水之中

腎水乾枯無可容之地故復上逆而為患矣病始不得隱曲漸至不月風消喘咳息賁莫能止偃所以然者雖云火熾之相煎實由水虧之莫濟夫火空則發使非填實其空炎焰何能斂納王太僕云益心之陽寒亦通行強腎之陰熱之猶可誠見道之論耶論便溏多恐脾元下陷夜來便圊數次煩熱少寐夫土為物母心肝肺腎若四子焉子虛尚可仰給母氣苟土母傾頹中無砥柱矣古人論脾肺兩虧之證最難措置方欲培土強脾恐燥劑有妨于陰液方欲濡燥

生津恐潤劑有礙于中州惟上嗽熱而下不便溏下便溏而上不嗽熱者方好施治耳今日用藥當以扶脾爲急昔士材先生治虚癆嘗云今日肺病多保肺藥中兼佐扶脾明日脾病多扶脾藥中兼佐保肺亦因时制宜法也但臟真損傷已極藥餌恐難圖成

吴春麓儀曹不寐眩暈

經曰水火者陰陽之徵兆也腎爲坎卦一陽居二陰之間故須陰得其平然後陽藏于蜜童年知事已用陰精早洩此致病之大端及壯血氣方剛尚不覺其所苦

人四十而陰氣自半起居日衰精神不充蟬聯疾作診脉尺虛細濇寸關大于平时按尺為腎部脉見細濇腎虛奚疑寸關大于平时陰弱陽浮之象耳夫醫之治病不以用補為難而以分別水火氣血為難馮氏書云小病治氣血大病治水火蓋氣血者後天有形之陰陽也水火者先天無形之陰陽也太極之理無形而生有形是治大病可不以水火為首重耶請以不寐言之人知其為心病而不知其為腎病也心雖為神舍而坎離尤貴交通越人以陽不入陰令人不寐豈非水火未濟坎離失交

之故乎内經又有頭痛巔疾下虛上實過在足少陰巨陽之語形容厥暈病機最切方書稱風稱火稱痰謾無定見景岳師其意以爲無虛不作眩治當上病療下滋苗灌根精奥暫服煎劑再訂丸方王道無近功内觀頤養爲要

舊恙眩暈怔忡不寐遺洩本屬心腎兩虧水火失濟曾訂煎丸服經十載茲診脉候和平精神矍鑠此亦頤養之功非全因草木之力也惟食多尚难運化腰膂時痛遺洩間或有之藥物所需似不可缺考古人用藥有攻病保躬兩途攻病則或涼或

熱當取其偏保躬則適其宜温宜用其平蓋温多恐助相火精固不藏潤多恐傷脾陽坤元失健如云食蜜便即溏瀉脾虚不勝潤滑之徵青娥丸固能治腎虚腰痛但故紙胡桃味辛性温久而增氣恐其助火且常服丸藥亦須分別氣候夏令炎熱遠剛近柔以防金水之傷冬令嚴寒宜遠柔近剛以遂就温之意將交夏至一陰初復元精不足之時尚以益陰保金兼調脾胃秋季再為斟酌

又少君水火失濟之證

水火之道宜交不宜分水上火下名曰交〻為既濟不交為未濟由是觀之水火之切於人身者大矣據脉與症實由腎元下虧水火失濟以致𩲡汗淋漓玉関滑泄腰為腎府腎虛則腰脊多疼心為神舍心虛則夜卧欠逸面赤顴熱虛陽上炎神倦形傾髓海不足且金乃生水之源肺腎為子母之臟子虛盜竊母氣此喘咳之所由腎開竅於二陰心與小腸相表裏心熱移于小腸此血淋之所目昔肥今瘦虛里跳動種〻見證虛象奚疑不知持滿御神日啖草木無益積精自剛積氣自衛

積神自旺酸以收之介以潛之厚味以填之水火交精神治矣

胡觀察疝證

經云任脉為病男子内結七疝督脉為病不得前後為衝疝是疝病雖屬於肝而實衝任督三脉所主據證睾腫少腹形堅痛甚攻衝腰俞病根深遠愈發愈劇考任脉起于中極之下上毛際循腹裏衝脉起于氣街督脉繞篡諸脉而為奇經之長葉氏云大凡衝氣從背而上者係督脉主病治在少陰從腹而上者係衝

任主病治在厥陰揣諸病情確為奇經受病無疑醫不中肯是以藥治無功

郭松厓郡侯瘧疾

瘧雖小病而内經論之最詳首稱夏傷於暑藏於皮膚之内腸胃之外因得秋氣汗出遇風内外相薄是以日作可知瘧病由於暑風相薄而成然暑必兼濕若無濕但為乾熱非暑也即此推之瘧病雖屬暑風相薄而成又必挾有濕邪醞釀之所致矣特六淫分配四時暑之與濕氣雖異而因則同有可分不可分之義也今歲太

陰司天濕土主事其變驟注其災霖潰人在氣交之中感而即病者為霍亂吐瀉腫滿諸候其不即病邪伏膜原內趨大腸則為痢外走少陽則為瘧故瘧之寒熱往來亦犹痢之赤白膠粘耳甚逾匝旬瘧經互發胸腹飽悶嘔惡不渴脈沉弦緩顯係濕鬱中焦脾陽失失運幸得從樞外達不至陷下痘滿邪淨自瘳毋煩過慮

鮑蔚春部曹尊堂血枯久傷奇經

産育多胎衝任受虧繼之自乳陰血更耗甚經年遠腰膂刺痛轉側維難小便血淋痛引少腹揣摩其故

非特血氣之傷而且奇經亦損故歸地養陰參茸益氣均茸靈故衝脉起于氣街任脉起于中極之下淋痛諸候必有所因即空熱一端亦陽維為病耳病由血海空虛損及奇經八脉尋常藥餌諒難奏功宗內經血枯治以四烏鰂骨一藘茹丸

周司馬非風病後足膝輭弱

前患非風調治小愈案牘劳形元虛未復腰膂雖能轉側足膝尚覺軟弱肝腎真元下虧八脉不司约束參耆歸地僅可益其氣血未能通及八脉古人治奇經精髓之

俗僉用血肉有情豈諸草木根荄可同日而語推之腰為腎府膝為筋府轉搖不能行則振掉不求自强功夫恐難彌縫其闕恬澹虛無御神持滿庶幾松柏之姿老而益勁也

王明府夫人積聚久痛

脉弱質孱操持勞[多]昔年產後少腹起有痞塊不時作痛邇來痛于早晨日日如是經云任脉起於中極之下循腹裏任之為病其內苦結男子七疝女子瘕聚再考古人論積聚之癥瘕兩端癥者癥也有塊可徵其病在

血瘕者假也，聚則有形，散則無迹，其病在氣，良由新產之後，或因寒侵，或因氣沸，以致循經之血，將結成形，膠粘牢固，長大則易，剷削則難，須待本身元氣充旺，始能消磨。倘務急攻，非但積不可消，反傷正氣。內經有大積大聚，其可犯也之戒，旨可見矣。現在痛勢攻衝較甚，滋膩之補，似非所宜。思久痛在絡，衝為血海，先商煎劑，調和衝任，使其脈絡流通，氣機條暢，痛勢稍緩，再議丸藥，圖刈病根。

沈虹橋廣文疫證

時疫十朝，已屬挾邪證，見神倦耳聾，熱發不退，脉息沉細無力，先脉用藥，理應壯中温托，因方曾服理陰煎三劑，病勢日增，前法似難再進。夫陽症陰脉，原屬不宜，方書有時疫邪伏于裏，脉多沉細，不同傷寒邪自外來，脉多浮大，語屬可參。仿趙氏六味湯加柴胡一法。

復診脉仍沉細，神形倦怠，唇齒乾枯，舌苔黄燥變黑。夫邪熱最爲真陰之賊，高年腎陰本虧，熱甚津液更耗，已任編所謂感證始終以存津液爲第一義。蓋陽明燥土全賴少陰腎水以滋養之，如旱田側有井泉，猶

可供其藿進之資倘并井泉乾涸燥土奚蒸則苗槁矣宗甘露飲

洪廣文少君損過脾胃

書云衛虚則惡寒營虚則發热證見日晡寒热往來已經數月洵為營衛二氣之虚斷非客邪外感也病既屬虚〻則當補昨服補劑胸痛反增謂閟此中消息頗難窺測蓋非藥不能應病乃胃氣不行藥力耳夫上損過胃下損過脾越人且畏姑遵經旨虚癆不足當與甘藥　兩進甘藥寒热依然惟豬食稍增咳嗽畧緩

藥病尚覺相符稽古補虛方法千蹊萬徑而其關鍵總以脾胃為之主腦夫人之一身內而五臟六腑外而皮肉經脉何一非藉谷氣長養之功苟土母傾頹既難輸化飲食之精微焉能傳送藥力宜乎虛不納補也難經發明五損勿過脾胃仲景治虛癆諸不足出活人手眼其所立建中方法亦皆稼穡作甘此古聖賢明訓內傷大病可不以脾胃為首重耶然病真藥假終難圖功

飽覺生宮詹精氣內虧詳叙證治次第

恙經半載脉證合參究屬質虧煩勞以致坎離不交

水火失濟，五液内涸，虛陽不藏，誤服苦寒，重戕胃氣，諸證蜂生，糾纏不已。援之古訓，以虛能受補者可治，虛火可補，參芪之類；實火可瀉，芩連之類。勞傷之火，虛乎實乎？瀉之可乎？趙氏謂陰虛之火，如盞中油乾，燈焰自熾，須以膏油養之，專主補陰，其說是已。然陰生于陽，血生于氣，顧此食少欲嘔，脘悶不快，又難强投滋膩。反復推詳，計惟培養脾胃，默運坤元，以為先着。脾為土母，安谷則昌。金匱治虛勞，首用建中；越人言損其脾者，調其飲食。脾元日健，飲食日增，變化精微，滋榮臟府，不治火而火自息矣。

潤燥而燥自濡充膏熱肉之功可漸見矣然內傷之病宜
內觀靜養所謂大病須服大藥大藥天時春夏吾心寂然
秋冬也參透此關以佐草木之不逮為妙　服藥旬餘脉
象稍轉寢食畧安惟足膝瘦軟項脊時疼形神疲倦考
治五臟之虛難經言之甚悉曰損其肺者益其氣損其
心者調其榮衛損其脾者調其飲食適其寒温損其
肝者緩其中損其腎者益其精闡發精微了無遺蘊
再考金匱云男子脉大為勞極虛亦為勞夫脉大為真
氣泄越心脾耗傷此歸脾建中養營四君等湯之所宜

極虛亦為勞，乃精血內奪，肝腎下衰，此六味、八味、天真、大造等丸之所宜也。但病證多端，治須次第，首從稼穡作甘，培補中宮，專崇其土；次當滎養心脾，蓋心為離陽，補心陽以生胃土，虛則補母之義；至于皮枯肉瘠，肢懈形羸，精髓內竭，筋骨廢弛，明屬本實先撥，舍填納固攝，則解㑊何由而振，枯槁何由而回，特草木無情，須假物類之脂膏，益人身之血液，煎丸并服，脾腎分施，煉石補天，而收桑榆之效矣。　調治兩旬，雖未大效，然處境煩劇，猶能支撐，未始非賴藥餌扶持之力。七年之病，三年之艾，原無速功春三月此謂發陳恪服煎丸春氣得生夏可得長一陰未復自可霍然病机前案已詳其中奥義难測者尚有數端請再陈之凡人病若劳動反覺精神强健者此陰火沸騰扶助于内不覺其元氣之衰若静養調適反覺神疲氣弱者此陰退本相露故也病情有類乎此者一也解㑊一症由于肝腎兩經之虚肝虚則筋軟無力以束周身肌肉皆涣散而若解腎虚則骨痿不能自强遍體骨節皆鬆懈而多㑊故懈懈怠怠若不知所以為人病情有類乎此者二也男子精未滿而早摇其精五臟有不

滿之處異日有難狀之病〻情有類乎此者三也衛氣晝行于陽主寤夜行于陰主寐平人夜卧則陽升陰降陰陽交合然後漸入睡鄉若營弱衛强坎離失媾神明之地擾乱不安萬慮紛紜却之不去衛氣剛入于陰契合淺而脫離快升者復升降者復降是以欲寐之時忽驚而寤矣病情有類乎此者四也至若飲食雖能强餐腹中常覺不暢者胃得受納之司脾失健運之職也大便燥結數日始一更衣者腸脂枯濇傳導艱難也脘中時痛者木失水涵肝葉怒張而迫胃也心乍怔忡營虛之故

臂多青筋血脫之徵更有皮肉之間時如冰水滴瀝證狀之奇方書未載曾治一婦患此疾数年投補藥百劑而愈豈非血氣空虛失其溫分肉實腠理之司耶

殷仲周先生筋攣便濁

攄論病原始末考諸經云肝主筋身之所束者筋也所以榮筋者血也病由血不榮筋而附筋之血又耗於足瘤之滲漏加之時疫熱邪深入經絡足跗之大筋得熱而短經又云肝氣熱胆泄口苦筋膜乾則筋急而攣者是矣然治攣固難而治濁亦不易雖津液藏於膀胱氣化

能出但肺為生水之源金燥則水不生諸病水液渾濁皆屬於熱義可知矣進而求之筋攣血涸使非養血榮筋不可也然徒知榮養而不明夫輔金制木之法亦不可也苟以金制木而木反榮筋反舒矣且金清則水生而熱降此榮筋即可以治濁也水足則木暢而筋柔此治濁即可以榮筋也明見諒以為然

張佩韋先生肝腎兩虧證治

兩尺細濇肝腎下虧必得之醉而使內也壯时血氣方剛故弗所苦自強仕以來漸覺目盲不能遠視耳如蟬吟

蛙鼓虛里其動應衣園目轉眆則身非已有腰膝痠楚行步不正種種病狀就衰之徵經云肝開竅于目腎開竅于耳目得血而能視耳得血而能聽血氣衰耗不能上充故視聽失其常度心為君主之官血虛心無所養故掣動不安腦為髓海下通命门上氣不足頭為之苦傾腰者腎之府腎憊則憚于轉側膝者筋之府筋憊則艱于屈伸方用人參為君形不足溫之以氣地黃河車龜鹿膠為佐精不足補之以味更用山萸五攝納腎氣歸元氣旺精充百骸司職收視而視明返聽而聽聰矣

家延陶翁肝陽逆肺咳嗽加感風溫標本異治

兩寸關脉候俱大左關尤急據述前冬因情志抑鬱先見此脉後覺心煩不安舊春心煩稍定咳嗽至今不止舌苔時黃時退此肝爲受病之源腎爲傳病之所夫肝之傷脾人所易知肝之傷腎人所不識譬如折花枝安插瓶中花枝日茂瓶水日爲吸乾肝陽吸引腎陰此之謂也且肺爲腎母子虛必盜母氣不特金不制木而木反得侮金肝陽上升衝心爲煩衝肺爲咳脉大不斂舌見黃苔要皆陽亢陰虧之所使然所幸寢食如常別無兼證

議以滋腎生肝保金化液辛溫剛愎似非所宜
復診脉急依然連日嗽甚於前夜卧欠安頸額手心俱
热是屬挾有風温外因若云陰虛之热當發於日晡不應
發在午前且其來也漸何驟若此質虛恙久固不能正從
標治然亦未可過補仿陸廣期前輩風温湯方法

汪舜賡翁令愛水腫

色白膚嫩腎氣不充數月病魔脾元又困諸醫調治病
勢日增請求其本而論治焉經言諸濕腫滿皆屬於脾
曩服五苓五皮非其所擾但腎為胃關〻門不利故聚水

而泛其類仲師主用腎氣丸即此意也若謂童年精氣未泄補之不宜然治標不應理應求本所謂有者求之無者求之是已夫水流濕火就燥二陽結謂之消三陰結謂之水消者患其有火水者患其無火且水病雖出三陰而其權尤重於腎腎為水臟而火寓焉此火者真火也天非此火不能生物人非此火不能有生即膀胱津液藏焉亦必由命门氣化而出華元化曰腎氣壯則水還於腎腎氣虛則水散於皮前服腎氣丸頗應日來飲食不節病復再投不效考諸己任编云此病单用腎氣丸不效

單用補中益氣湯亦不效須用補中益氣湯吞金匱腎氣丸謹宗其旨

方芷南茂才夫人產後心脾兩虧之證

金匱云婦人新產有三證一曰痓二曰鬱冒三曰大便難三證所因無非陰傷血耗之所致耳人知四物湯能補血此第認其面目而未審其根源夫血生於心統於脾欲求其源舍此誰與再按脾主肌肉脾虛故肌肉發熱心主神明心虛故神明失藏計惟黑歸脾湯一方可稱對證之藥藥涉他求恐多歧也　語云寧醫十男子莫醫一婦人蓋女

科病本費難，其所難者胎產兩端而已。胎前諸病尚須培養
氣血，況乎產後百脈空虛，不言可知矣。產經十朝，發熱昏冒，
肢掣煩躁，夜卧欠安，鼾息數大費力，斷非蓄瘀外邪。顯
屬陰虧陽越，病因根本，非枝葉小恙可比。歸脾湯培養
心脾化源，喜其虛能受補，第補藥治虛，如旱田稼穡，灌
溉宜頻。病人畏藥，昨晨至今停藥未進，心煩肢擾，痙厥
欲萌。原方加膠、黃、參、麥，守服勿懈。

鮑禹京翁夫人厥證治法節略

傷寒論厥證分別陰陽，陰厥屬寒，陽厥屬熱，寒宜溫

而熱宜涼雜病論厥證分別虛實奪厥煎厥痿厥為虛薄厥尸厥食厥為實實可消而虛可補病由情懷不釋肝失條達血氣日偏陰陽不相順接因而致厥與全虛全實者有間理偏就和宜用其平偏補偏消烏能治情志中病　厥證婦人常有之其為情志鬱勃致病顯然惟晝夜頻發陰陽臟氣俱傷郤為可類若乍發乍止疎而且輕亦甚妨礙所謂病因情志難以除根務須戒怒舒懷惜勞靜養冬令收藏之際加意慎持來春草木萌動庶可不致復發　厥證有因痰者有不因痰者因痰而厥

厥时喉中必有痰聲漉々此別厥未寂然莫々闻且痰厥脉應帯滑今脉細兼弦濇洵屬氣厥莫疑　持脉之道須知人之平脉然後察其病脉質弱脉細此其常也惟細中見濇右寸涵兼帯弦象故主病耳濇者血虚氣沸弦者胃弱肝强細小弦濇主病尚輕牢大弦長主病重矣

諸厥屬肝女子以肝爲先天肝主怒々則氣上經云血之與氣並走于上廼爲大厥其由肝鬱爲病可知考古人治鬱證多用越鞠逍遥兩方但越鞠燥而逍遥則润矣越鞠峻而逍遥則和矣　治肝三法辛散酸收甘緩逍遥一方

三法俱備木鬱則火鬱加丹梔名加味逍遥滋水生木加
熟地名黑逍遥已任编中一變踈肝益腎湯再變滋腎生
肝飲前用逍遥減术者恐其守中用丹皮減山梔者恐其
苦泄傷胃也肝胃二經同病須分别其肝陰胃液已虧未
虧如陰液未虧氣藥可以暫投若陰液已虧治惟養陰
濡液所謂胃為陽土宜涼宜润肝為剛臟宜柔宜和
葉氏論治鬱證不重在偏攻偏補其要在乎用苦泄热而
不損胃用辛理氣而不破氣用滑润濡燥澁而不滋膩
氣機用宣通而不揠苗助長数语深得治鬱之理

血虛治當補血，四物湯為補血之首方。然其中尚須分別陰陽，若血虛肝燥，木火沸騰，芍藥微酸微寒，在所必需；地黃先應用生，涼血生血，繼則用熟，補水涵木；川芎辛竄，固屬不合；當歸亦須蒸去辛温之性。養血諸藥，除四物外，惟丹參為勝，本草言其色赤入心，有去瘀生新之能，功兼四物，乃女科要藥，可以備用。木鬱生火，火則宜涼，第此火非從外來，良由木失水涵，以致肝陽內熾，芩連知柏，苦寒傷胃，洵非所宜，不若生地丹皮之屬，清肝涼血為穩。五行尅制，木必犯土，肝氣上逆，胃當其衝，詢其厥來脘中有塊按之則痛食下阻滯此肝犯胃厥陰順乘陽明故也既知氣逆爲患治應先理其氣苐如氣藥多燥肝陰胃液已虧如何燥得經言蘭除陳氣併能醒胃舒肝可加爲引桑葉輕清能瀉肝胆之鬱熱桑葉每與丹皮同用見功　虛則補其母肝腎同治乙癸同源乃治肝病第一要訣然須使其痞消厥定以作善後之籌若用六味湯可加當歸白芍或去山萸恐其溫肝故也如用須陳者乃佳分兩減輕並用萸水拌炒　肢掣名爲肝風此非外來之風由乎身中陽氣變化故曰諸風眩掉皆屬

於肝第肝為剛臟須柔和濟之治用和陽熄風及養陰甘緩等法至於鈎藤菊花桑寄生均有平肝熄風之能發时隨宜加入　內經有肝苦急急食甘以緩之之語金匱出甘麥大棗湯祇用甘草小麥棗肉三味蓋小麥春生肝之谷也最能養肝合諸甘草棗肉之甘以緩其急後賢治肝風諸病每參此法　木喜深而惡燥陰虧血燥之體或逢天時陽氣泄越或觸情志恚嗔因而激動肝風變幻痙厥糾纏日久陰液內竭可以借用千金之復脈湯蓋脈乃血派血脉既虧藉其藥力以通營衛致津液葉氏于方內除去姜

桂益　諸厥雖屬肝病然心為君主之官主安則十二官各得其職厥發日久肝風內扇震動心營養心安神藥品雖多首推抱木茯神蓋茯神本治心而中抱之木又屬肝以木制木之義其次柏子霜既能養心更可潤腎滋肝用棗仁須豬心血拌蒸曬用麥门冬須辰砂拌染或加琥珀龍齒均有鎮靜之功　肥人之病慮虛其陽瘦人之病慮虛其陰陰虧於下則陽越於上下虛上實而為厥巔之疾是故養陰藥中必佐以潛陽者如畜魚千頭須置介類于池中之意牡蠣鱉甲淡菜龜版皆介類也方中祇

用牡蠣鱉甲者取蠣之鹹能軟堅鱉之色青入肝不獨潛陽已也

張仲虎翁息賁喘嗽

情志抑鬱原屬肝病辛散酸收甘緩俱厥陰正治之方屢投未應竊思肝木不平金失其剛肺臟不能甘患肺欲收觀其胸痞喘咳不能臥豈非肺張不收臥則葉粘背俞阻塞氣道之故乎經言諸氣膹鬱皆屬於肺喻氏發明秋傷於燥冬生咳嗽之義是知鬱病可不專責於肝而燥證則全關於肺也蓋肺主氣居相傳之官苟治節有權

則清肅下行克稱其職病緣木鬱生火兼挾燥邪金受火形令失清肅肺燥葉張阻塞氣機而為患矣倘果專病肝病而不涉肺何至喘咳不能着枕耶且肝病治肺輔金制木道猶不悖設令肺病不救則煩冤逆滿內閉外脫更何如耶擬清燥救肺湯大意

方竹坪翁頭痛

質弱煩勞證經多日診脉虛弦帶急精神欠充夜寐少逸詢其病初並無寒熱知非外因惟頭痛乍輕乍重推求其故東垣云內傷頭痛時痛時止究緣煩勞抑鬱水不涵木

肝風上擾清空鼓動不定夫形痛神煩倏然而至迅速莫如風火但身中陽化內風非發散可解寒涼可平必須陽和庶乎風熄經旨以下虛則上實陰傷陽浮冒上病療下滋苗灌根語可味也

洪莚鋒翁脾陽虛寒濕內伏重用溫補治法

夏月伏陰在內當於寒濕中求之議以理中湯溫理脾陽服藥瀉止嘔減舌苔少退此由脾陽向虧卑監之土易於釀濕陽氣不足寒自內生即無外邪干之本氣自能為病今既撥機只可於方內增了兩不必於方外求他味其所

以不驟加陰藥者盖恐肥人之病慮虛其陽耳經云陽氣者若天與日失其所則折壽而不彰故天運當以日光明日光不到之處恒多濕生土之薄也經又云脾苦濕急食苦以燥之脾陽健可冀運矣昨方加增分兩有效足見尚是病重藥輕然當此盛暑者參附大劑服逾兩旬病猶未郤虛寒情狀亦可畏矣安心穩守功到自成

洪庭先兄肝風眩暈證類猝（卒）中

病起偶然眩仆醫謂急虛身中猛進甘溫峻補轉增胸脹嘔吐不飢不便有时浮陽上騰面赤唇口乾燥然脉尚

和平寢尚安穩言語尚覺明白求其所因良由腎元下虧水不生木肝風鴟張以致發時狀如中厥經謂諸風眩掉皆屬於肝温補藥重激動肝陽其胸脹嘔吐不飢不便者若非肝風擾胃阻胃之降而然使果真陽飛越雷龍不藏則脈必浮大若根證必煩躁若暫安時且前服温補諸方豈有不效而反病增之理治用滋腎清肝尚有商者蓋肝陽衝逆非介不足潛其威木火沸騰舍酸若可斂其焰擬於方内加牡蠣烏梅二味更覺相宜痰涎頻吐胃液必傷再加石斛蔗汁益陰保液尤爲符合

彙振標翁證患似隔非隔

肝主怒〻則傷肝脾主思〻則傷脾病緣情志不適初患上焦痞悶噯噫此肝氣橫逆木邪乘土之徵醫者不察浪投檳榔枳朴損傷胃氣轉致胸脘脹痛迭〻欲嘔食麪尚安稍飲米湯脘中即覺不爽糾纏三載似隔非隔百計圖之總不見效經云肝在地為木其穀麦不能食谷而能食麦者肝强胃弱之故也盖胃弱故谷不安肝强故麦可受耳安胃制肝法當不謬但痞属情志内傷未可全恃藥力張雞峰以為神思间病當内觀靜養惟逃禪二字甚妙夫禪

而名之曰逃其心境為何如哉

洪星门翁吐血

脈大不歛陽虚體質兼多煩勞舊病喘汗服温補煎丸相安月前偶感咳嗽續見鼻衄痰紅日來吐多不止口苦食少神昏氣促若論尋常吐血不過肝肺之火藥投清降火平其血自止茲體精氣本虚一陽初復形神交勞水火不交氣隨血脫病因根本再投清降損真則陰陽離決矣先哲有見血休治血之語可味也議從黑歸脾湯培養心脾佐以生脈保金攝納腎氣　服藥三劑血止脈歛經云人四十而陰氣自半平素質弱

多病今復大失其血生〻不繼臟真耗傷灌溉栽培尤非易事夫血雖生於心藏於肝實則統於脾古人治血證每以胃藥收功良有以也再按痰之本水也原於腎痰之動濕也由於脾内經以痰多為白血此果痰也果精血也豈精血之外別有稱痰者耶故昔賢又有見痰休治痰之論參五陰煎水土金先天一氣化源也

龔西崖兄咳血

向患血證發將匝月醫用血脫益氣之法未為不是惟攝脉數不靜肌热咽乾嗆咳莫能正偃咳甚則血來咳止血亦止

血去陰傷陰不戀陽水不制火刻值金燥秉權肺被火形
金水不相施化醫貿云不投甘寒以降火驟用參芪以補陽
此非醫誤不知先後着也自述胸脘乍覺煩冤即吐頻血溢
按衝為血海其經起於氣街挾臍上行至胸中衝脉動則
諸脉皆動豈非下焦陰火上逆血隨火升之故耶火在丹田
以下曰少火出丹田以上曰壯火少火生氣壯火食氣欲止其血須
止其嗽欲止其嗽須熄其火然非尋常清火止嗽之藥所能奏
功務使下焦陰火斂藏火不上逆金不受形嗽止血自止矣

吳曜泉翁乃媳痙厥變幻 證治之奇

前議清胃瀉肝，嘔吐稍止，脘仍痞痛，大便未圊。抖目竄齒齘，唇乾舌黄，肌熱，肝風痙厥狀已顯著。擾述病因，情懷鬱勃夾食而起，鬱則傷肝，食則傷胃，木鬱宜達，腑病宜通。

昨宗仲聖厥應下例，便解結糞數枚，中宮痞形稍軟，飲入不嘔。惟肝風未熄，痙厥仍發，肌熱口渴，面赤齒乾，胸脘嘈雜。病由肝木抑鬱，腑氣阻閉，變化火風。下焦腑氣雖通，上脘火猶未降，姑議平肝熄風，舒鬱清熱。

諸厥屬肝，肝為風木之臟，相火内寄，體陰用陽。肝氣上逆，胃當其衝，食不得入，是有火也。古稱穴穴熱之氣相結于心下而成痞，相阻於心下而成格。又云厥陰為病氣上衝心〻中熱疼飢不能食倣半夏瀉心減去守中之品　肝鬱逆胃阻胃之降中焦痞塞不食不便連日肝风勢平脘熱亦減惟胸痞未寬不思飲食前用潤下微解結糞昨晚兩番欲便未得解出似有宿滞未淨胃宜通肝宜涼乃病治之法則　鬱抑夾食激動肝风神昏肢掣煩熱胸痞不飢不便曽投承氣瀉心獲效加怒病復連日診治證猶未減自言脘中熱悶口渴唇乾兩筋抽痛有時氣衝厥暈即發大便欲出不解病久反復誠难想法然揚湯止沸不若仍用釜底抽薪陽明腑氣一通厥陰风木自平但成敗利鈍雖武侯之明

亦難逆覩也　便通復閉脘痞依然按之尚痛食下阻塞不行然下法用經兩次燥糞已圊所有熱沸亦應推蕩何至牢錮若此遷延兩旬言微形倦似未可以再攻奈痞結不開補之不納仍宗土鬱奪之更有羸狀之義

葉震先兄肝風眩暈

肝者將軍之官罷極之本其藏血其主筋肝病則血病筋失所養眩掉强直諸證生焉要知此乃肝家自生之風非外中之風也治肝之法可不以爲先着耶但東方木生於北方水使無此水何以生之使水不足何以涵之虛則補母厥有深意乎昔嗜飲醪醴傷

陰虛間常患流火行步振掉皮肉乾瘠春來漸有眩暈之象肝風動〻內動加以陰絡之血又從痔孔內溢淋漓不已將何以榮筋澤肉乎斯恙由來有自矣目下年紀尚壯猶可撐持過此以往欲求良治不可得也

吳雙翹兄幼女目疾

目得血而能視黑輪上戴日久漸發羞明弦爛流淚眼科苦寒消散屢服無功可知無形之火原非苦寒可折王太僕云寒之不寒是無火也壯水之主以鎮陽光小兒純陽從錢氏六味地黄湯治法　曩緣血虛肝燥目痛羞明苦寒消散陰氣益弱今

年厥陰司天凡木氣主秋深燥氣倍張肝藏血其榮在爪觀其爪甲枯槁剝落肝血内涸顯然前議壯水以平厥陽衝逆之威繼佐芍甘培土酸味入陰甘緩其急交冬腎水主事木得水涵庶可冀安　哭泣躁煩究由臟燥肝在竅為目肺在聲為哭地黄滋腎生肝二冬清肺潤燥所加黑羊膽汁引之者蓋肝位將軍膽司決斷膽附肝葉之下肝燥膽亦燥矣故取物類膽汁以濟之同氣相求之義也

汪式如兄陰暑感證轉為瘅瘧前後治法不同

證經七朝兩投温解寒熱退而復發乾嘔不渴舌膩形疼病

缘本質不足，因熱貪凉，感受陰暑之邪，怯者着而為病。方訂理陰煎，冀其雲蒸雨化，邪從少陽轉樞，歸於瘧途則吉。

寒熱如期，呵欠，指甲変色，似走瘧途。證因陰暑逗留，非用争正瘧可比，仍宜壯中温托，黎以姜棗和解。現在寒來，且看晚间熱勢若何，明日再議。

寒熱仍來，邪猶未解，口仍不渴，體猶怕凡。時當盛夏，姜附服至四剂，并無火象，使非陰暑，安能勝任？不問是瘧非瘧，總屬正虚邪留。輔正即所以驅邪，强主即所以逐寇。

昨熱發至五更，汗出始退，今日午初又至，嘔惡呵欠。前次尚有微寒，此番並無寒意，脉見弦急，由陰轉陽之機。大凡

陰瘧得以轉陽爲順證既轉陽温藥當退中病則已過恐傷陰

病經多日正氣受虧輔正驅邪爲是　汗出热退頭痛稍減

脉仍弦急舌苔轉黄瘡刺俱見宜邪化热無疑恐其热盛傷陰

酌以補陰益氣煎出入　質虧感證經十二朝

觀頤居醫案

提要 黄 辉 陶劍生

安徽博物院藏新安孤本珍本醫籍叢刊

第七輯

内容提要

《觀頤居醫案》，不分卷，清末新安醫家葉熙鐸撰，共收録醫案一百〇五則，多從『溫邪』論治，以辨治溫邪上犯肺胃所致咳嗽及其併發症狀為主，特色鮮明。

一、作者與成書經歷

葉熙鐸，字卓民，清道光至光緒年間（一八二一至一九〇八）安徽歙縣人，生卒年不詳，所撰醫著除《觀頤居醫案》外，還有《種蕉山房醫案》，不分卷。

葉熙鐸出生于世傳四代醫學之家，為新安名醫葉馨穀之子，醫術得於家傳。其父葉馨穀則師從歙北馮塘名醫程有功，擅治溫熱病和雜病。清咸豐年間（一八五一至一八六一）皖、浙、贛三省疫病流行，葉馨穀在休寧、歙縣等地自設藥局，自製成藥，奔走各地送診施藥，救活甚衆，民間素有『見了葉馨穀，死了不要哭』之說。除葉熙鐸外，葉馨穀四子葉熙鈞、孫葉世官，葉熙鐸之孫葉伯伍、侄孫葉孟輒等人皆承其業。皖、贛、浙各省慕名求治者，信之如神，求診者如市。

二、版本

《觀頤居醫案》，成書年代不詳，現存抄本系孤本，抄成於民國年間，抄録者不詳，行書字體，筆墨精良，現藏於安徽博物院，《中國中醫古籍總目》未載。全書正文三十七葉、七十四頁，每頁（半葉）九行，每行十七字。

三、基本內容與構成

全書一册，不分卷，收録醫案一百〇五則，為內科、婦科、兒科病例，男八十一案，女二十四案，其中複診病案若干。絕大多數為各類咳嗽兼及咳痰、咯血、脅痛諸症，間有陰虛肺燥、餘熱未清、產後濕熱內蘊等溫燥蘊肺之症。或因溫邪侵犯，蘊於機體，或為內鬱生熱、熱盛傷陰，或熱郁於肺、肺失傳胃，或肝鬱生熱、木火刑金，致呃逆咯血、咳嗽不已。以辨治陰虛溫燥為主，清熱而不傷陰，潤燥而不留邪，用藥以輕宣法、輕清法為多，絕大多數未標劑量。辨治邪犯於肺所致咳嗽諸症，遣方用藥多喜用料豆衣、炒黄芩、桑葉、桑白皮、貝母、杏仁等藥，一則養陰清燥潤肺，二則清熱宣肺止咳。

書中又多載有『防延損怯』病案，以防止病情傳變、久病傷正，强調治療溫邪藴肺等證亦需顧護陰液，防止病邪進一步發展。對久咳、失血、産後等虚損而導致的溫燥、潮熱等證亦多有辨述，以輕靈之法養陰除熱，退熱除蒸，特色明顯。

四、學術特色

（一）病案簡潔，用藥清宣

本書繼承了葉天士《臨證指南醫案》、葉馨穀《紅樹山莊醫案》等的著述風格，醫案言簡意賅，立法妥帖，三言兩語點明病機治法，寥寥數語每中肯綮。書中融入了葉氏一脈『溫病辨治』的思路和『時方簡約』的用藥風格，選藥精、用藥少，具體用藥總離不開清靈宣散類藥物。他如體虚、産後、久病、失血、陰虚等證辨治，亦常取輕補、輕清、輕宣之方，用藥平淡無奇，罕有峻險克伐之品，總以清靈宣透獲效，于平易中取勝，對溫邪辨治用藥多有指導價值。

（二）定數不變，套法加減

書中病案亦繼承了葉天士組方用藥的套路，處方多有重出，相類者尤多，溫邪犯肺咳嗽用藥多有定數，如料豆衣、炒黄芩、桑葉、桑白皮、貝母、杏仁、茯苓等，制方選藥的法度不變，隨證加減，意味深長，雖屬套法，卻堪玩味。溫病濕溫等治法亦多有傳承和發揮，如善用氣化之劑調撥氣機，組方不離芳香宣透之品，如橘皮、杏仁等，『有一定之法度，無一定之見證』，正是這一套路的顯著體現。

《觀頤居醫案》真實客觀地記録了一百〇三則溫邪侵犯、蘊於機體之病案，以辨治咳嗽等溫燥蘊肺之證為特色，用藥以清靈宣透為風格，見證了時方輕靈一派治法用藥的演進和深化，為後世辨治溫邪提供了有效的方法，也為學習掌握時方輕靈法治療溫邪提供了可靠的文本。

安徽中醫藥大學　黄　輝　陶劍生

葉阜民著

觀頤居醫案

觀頤居醫案

新安葉熙鐸卓民甫著

左　欬嗽少腹吊痛氣提不起溫熱蘊肺所致

料豆衣　炒芩　苦杏仁
炙桑葉皮　浙貝母　前胡
茯苓皮　橘紅衣　生草

右　叶吉四月溫邪欬嗽〻甚嘔吐

料豆衣　炒芩　苦杏仁

炙桑叶皮　大贝母　前胡

服罂皮　橘红衣　生草

左　温邪蕴肺之咳两月胁痛舌绛苔少脉

轻清之

料豆衣　炒参　苦杏仁

桑皮叶　川贝母　前胡

生苡仁　橘红衣　生草

服罂皮　茯苓

右　风咳未感咳嗽胁痛是肝气急皆以轻

宣肺喘湯

料豆衣　川貝母　前胡

桑葉皮　橘紅衣　生草

茯苓皮　苦杏仁

左　風欬，夫感溫邪發燒，燒後欬甚，氣急胸

閑從輕清之

料豆衣　川貝母　苦杏仁

桑葉皮　橘紅衣　前胡

茯苓皮　荊芥　生草

左　風欬夫感欬甚脇窠而痛從輕疏之

桑葉皮　川貝母　蘇子

炙桑皮　橘紅衣　前胡

炒芩　苦杏仁　生草

右　風欬夫感欬甚氣短脇痛

料豆衣　川貝母　苦杏仁

桑葉皮　橘紅衣　前胡

炙桑皮　蘇子　生草

右　發燒已退欬嗽脇痛舌苔灰糙濕邪未清

桑葉皮　白前　橘紅　生草

冬瓜皮　川玉金　苦杏仁

炒芩　浙貝母　前胡

左　温邪内擾肺胃兩脇欬左引痛

桑葉皮　白前　橘紅

冬瓜皮　川玉金　前胡

炒芩　浙貝母　生草

左　欬嗽脇痛温邪所干

桑皮　白前　苦杏仁　生牛

陳會皮　川貝母　茯苓

炒芩　橘紅　前胡

左　風邪（溫）上受寒燒欬嗽

桑皮（葉）　牛蒡子　苦杏仁

蟬衣　一　川貝母　前胡

陳會皮　橘紅　生草

加料豆衣　炒芩

右 邪匿於肺欬嗽延久痰內常紅胸悶氣促

從輕宣法

料豆衣　瓜蔞皮　象貝母

炙桑皮　沙參　橘紅衣

生苡仁　黑山梔　苦杏仁

右 邪匿於肺肺絡氣滯不利欬嗽胸悶氣促

從輕宣法

料豆衣　瓜蔞皮　橘紅衣　枇杷葉

炙桑皮　沙參　苦杏仁

生苡仁　淅貝母　茯苓

左欬嗽之亂侵疲絅之力肺主所致

料豆衣　辰安皮　白前　生草

大桑皮　妙叅　川貝母

生苡仁　黑山梔　茯苓

右欬嗽延久欬甚疲江温直溫於肺胃

料豆衣　辰安皮　大貝母

大桑皮 葉　妙叅　苦杏仁

生苡仁　黑山梔

丹皮

右　温邪欬血

料豆衣　地骨皮　丹参

冬桑叶皮　沙参　甘草

生苡仁　黑山栀　長井

又　痳後体虚温邪肺胃发烧欬嗽胸闷气

咽喉痛舌绛便闭

料豆衣　钱　地骨皮　五　白前　の　生石羔　之

冬桑叶皮　钱　钱　沙参　钱　川贝母　钱　甘草　之

丹皮七　黑山梔五　天花粉分

右　年少質陰虧燥火上炎欬嗽痰稀脉右急

法清上焦

料豆衣　沙參　叭杏仁泥　枇杷葉

炙桑皮　蒸百部　橘紅衣

瓜蔞霜　川貝母　茯苓

右　陰虧已久欬嗽氣粟肺燥所干

料豆衣　瓜蔞皮　川貝母　枇杷葉

炙桑皮　沙參　叭杏仁泥

生苡仁　盍百部　橘红衣

右　肺燥欬嗽舌绛口糜

料豆衣　炒芩　叭杏仁

炙桑皮　川贝母　川木通

原麦皮　橘红衣

右　阴疟已止，止后正气大亏，复加温邪感

烧炽欬嗽咳痛痰绵，脉细急无力，慎防正不胜

邪猖，以轻清方法质之高明

料豆衣　原麦皮　苦杏仁

冬桑皮　大貝母　生卜

茯神　橘紅衣

右素間感受溫邪發燒欬嗽熱時失于輕疏
鬱而內熱々蘊於肺々失肅降脇痛痰血々
止欬嗽作勞形々瘦膚熱從輕清法以杜延成勞

怯

料豆衣　瓜蔞皮　川貝母　枇杷葉

冬桑皮　炒芩　橘紅衣

生苡仁　白前　茯苓

丹皮

左　肺熱未清　欬痰仍臭

料豆衣　瓜蔞皮仁　光杏仁泥

炙桑皮　沙參　黛蛤散

生苡仁　川貝母　枇杷葉

丹皮

左　溫邪蘊肺　欬經三月　舌絳脈細　防延損怯

料豆衣　茯苓　沙參

炙桑皮　丹皮　川貝母

生苡仁　陳廣皮　苦杏仁

加麥冬　枇杷葉

左　温邪久欬

料豆衣　沙參　橘紅衣

桑皮葉　白前　杏仁泥

陳廣皮　浙貝母　生草

左　脉虚而細，始由温邪鬱肺，誤食油膩，致邪遏

留欬久不已，痰中帶血，欬甚氣壅塞於上，舌尖

絳色，宜輕清法

料豆衣　茯苓皮　光杏仁泥　枇杷葉
炙桑皮　蒸百部　橘紅衣
生苡仁　川貝母　茯苓
加麥冬　丹皮　紫菀
右肝腎夾感，咳嗽脅痛，呵欠胸悶
料豆衣　沙參　橘紅衣
炙桑皮　川石斛　苦杏仁泥
茯苓皮　川貝母　茯苓
右去冬感受溫邪，背脊失於輕宣，以致逗留

欬嗽延久欬甚悶閉声音微嘶擬輕清治

料豆衣　生苡仁　光杏仁

桑葉　辰安皮　橘紅衣

茯苓　川貝母　生草

右擬述欬減未已從輕清之

料豆衣　辰安皮　白前　蜜百部

炙桑皮　炒芩　川貝母　枇杷葉

生苡仁　黑山梔　光杏仁泥

右·温邪逗留于肺欬嗆舌絳

料豆衣　瓜蔞皮　苦杏仁泥

桑皮　沙參　橘紅衣

生苡仁　川貝母　茯苓

右　溫邪薰肺，肺咳延久，曾經失血，夜寐出汗

料豆衣　瓜蔞皮　川貝母

冬桑皮　沙參　光杏仁泥

生苡仁　黑山栀　茯苓

丹皮

右　去冬風溫薰肺，肺實燒，燒後咳嗽痰紅，紅經反復

兩脇引痛宜輕清佐

料豆衣　丹皮　黑山梔　茯神

夫果皮　瓜蔞皮　川貝母　枇杷葉

生苡仁　沙參　橘紅衣

又加　丹參　紫菀　麦冬

右　肺絡餘熱未清欬嗽神疲氣急不續口干甚

仍前劑

料豆衣　瓜蔞皮　川貝母　枇杷葉露

夫果皮　沙參　橘紅衣

生白芍　大貝母　茯苓
丹皮
右　病由風陽夾痰，膺時失於輕疏，辛甘雜投，陽亢更熾，欬嗽痰不清利，兩脇引痛，耳鳴發燒，
音降氣音，診脉細急，陰傷上焦，以杜延成百日勞。
料豆衣　地骨皮　川貝母
粟殼　沙參　橘紅衣
丹皮　黑山梔　以杏仁泥
生甘草

右　風熱欬嗽宜輕清治

料豆衣　杭菊炭　川貝母

炙桑皮　廣陳皮　橘紅衣

茯苓　沙參　光杏仁泥

右　據述濕熱蘊肺，肺欬痰少，聲嘶不亮

料豆衣　大貝母　白前

桑皮（葉）　橘紅衣　沙參

茯苓　光杏仁　訶子

右　據述作瘧，感受濕邪，濕滯化熱，熱蘊肺胃，欬

嗽痰黃〻氣亂從胸膈從輕清法大忌辛溫補劑

料豆衣　瓜蔞皮　白前　橘紅衣

炙桑皮　沙參　川玉金　枇杷葉

茯苓　黑山梔　貝母

右　年前受感溫邪失於輕疏以致溫邪逗留肺

胃欬嗽痰紅〻經反復〻冒風邪發燒身痛〻後

怯寒出汗從輕清之

料豆衣　丹皮　黑山梔

炙桑皮　瓜蔞皮　貝母

生苡仁　沙參　赤芍

左　素胃紅癌，陰分本虧，伏風侵形，弦數延久，

氣急脇痛，脉象舌糙

料豆衣　瓜蔞皮　苦杏仁泥

大果皮　白前　橘紅衣

生苡仁　川貝母　茯苓

右　咳燒已退，肺胃餘熱未清，溫剝尚宜續

進

料豆衣　瓜蔞皮　橘紅衣

桑皮　沙參　茯苓

生苡仁　川貝母　生草

右 本質陰虧生熱〻灼於肺〻失清肅咳欬延久咯血反復氣逆上衝背俞作脹從清肅法

料豆衣　丹皮　川貝母　丹參

炙桑皮　辰麥皮　炙紫菀　元

生苡仁　沙參　馬兜鈴

右 肺絡向患欬嗽痰不清利胸膈〻氣從並經失血陰虧肺虚所致

料豆衣　茯苓　沙參　炙紫菀

陳皮　丹皮　知母　馬兜鈴

生苡仁　茯苓皮　川貝母　枇杷葉

右　失血后復久咳不已肩背作脹咳劇足腫

陰虛肺熱所致

料豆衣　茯神　川貝母　蒸百部

陳橘皮　丹皮　紫菀

生苡仁　茯苓皮　川杏仁泥

右　咳嗽痰少氣不接續胸膺引痛足輕宣之

料豆衣　茯苓皮　橘紅衣　款冬花

炙桑皮　川貝母　茯苓

生苡仁　光杏仁　霍石斛

加麥冬　紫菀　枇杷葉　沙參

右　肺痿之後，肺熱未清，新痰味醒，防損

料豆衣　茯神　川貝母　枇杷葉

炙桑皮　丹皮　紫菀

生苡仁　瓜蔞皮　光杏仁

加沙參　炙知母

又加天冬　南沙參

右　寸虚感受温邪失于轻疏，邪热久伏血分，蕴于肺，致咳延久，夜寐咪醒，气不接续，卧偏于右，致若出汗，脉象而数，防延损。

拟　豆衣　茯苓　川贝母　橘红衣
　　炙桑皮　地骨皮　紫菀　枇杷叶
　　生苡仁　瓜蒌皮　盖百部

右　血郁于肺，欬仍作。

拟　豆衣　丹皮　川贝母　枇杷叶
　　炙桑皮　瓜蒌皮　炙知母

生苡仁　竹参　以枣衣泥

右 咳嗽聲蒼喉有紅筋

料豆衣　川貝母　地骨皮

大桑皮　沙參　甘草

麥冬　黑山枝　河子

加元參　洋果　枇杷葉

右 陰虛生血咳嗽痰絲形瘦膚燒防損

料豆衣　茯苓　川貝母　枇杷葉

大桑皮　丹皮　紫菀

生苡仁　麥冬　杜杏仁

左　久欬不已　氣咳喉痛　午後潮熱　脉虛而細　陰虛肺

熱所致肺損

料　白术　茯苓　川貝母　河子

桑皮　丹皮　紫菀

生苡仁　麦冬　山藥

加　元參　地骨皮

右　產後陰虛陽熱內蘊　發燒往潮　胸脇引痛

料　白术　丹皮　沙參　元參

桑皮　麦冬　黑山梔　地骨皮

生苡仁 冬桑皮 川貝母 枇杷葉

又 脈左虛急右寸細數細屬陰虧急爲內熱熱灼肺胃

咳嗽起于產後入夜咳甚難于平臥午後潮熱右脇脹引

痛證屬陰虛肺傷宜慎防延入怯途

料豆衣 茯苓 南沙參 川貝母

冬桑皮 丹皮 麥冬 紫菀

生苡仁 懷山藥 金石斛 叭杏仁泥

枇杷膏

左 陰虛之質情由鬱起致生咳嗽調治欲止而胤奇不

揚藥味雜於辛熱過劑肺胃之陰受傷溫補多投
補劑助熱之氣薰蒸以致咽喉色赤吞噎作痛而燥
累歇每作乾嘔肺胃陰液均受耗灼作原因病而
益虛失之旨仍然亟宜養陰清肅以杜延入喉而喉癆
之候

料豆衣〤　金石斛錢　黑山梔錢　水牛角兩
丹皮〤　茯苓皮錢　元參錢　蟬退壯六
南沙參三　炒卷〤　炙知母分　枇杷葉三
麥冬錢

左　肝逆犯肺，肺絡不和，欬嗽延久，脈濡，胸悶，欬吐痰紅。

料豆衣　茯苓　炒芩　生草

炙桑皮　丹皮　炒槐米

生苡仁　麥冬　銀花

左　肝腎虛，木火刑金，肺失清肅，欬嗽延久，氣急不得，夜多盜汗，形瘦，脈小弦，抑木和中清金為治。

料豆衣　丹皮　川貝母　枇杷葉

炙桑皮　南沙參　炙紫菀

生苡仁　麥冬　炙知母

右脉瘟肺胃咳嗆逆咯血咳嗽不已痰帶血絲

料豆衣　丹皮　大貝母

炙桑皮　瓜蒌霜　炙紫菀

生苡仁　沙参　蒸百部

麦冬　丹参

右脉血已止咳痰仍有微亂宜清肺法

料豆衣　麦冬　川貝母　枇杷葉

炙桑皮　瓜蒌皮　紫菀

生苡仁　沙参　光杏仁

丹皮

右 虛[?]脾[?]于肺，肺失清肅，前[?]或鬱于肝，肝[?]作麻，虛移于腎，夢多精滑，姑從下病取上法

料豆衣　丹皮　沙參　絲瓜絡

炙[?]桑皮　麥冬　馬兜鈴　枇杷葉

生苡仁　瓜蔞皮　通草

加紫菀　茯苓　白麻骨[?]

右 歷[?]虛灼肺，肺陰受傷，虛火內燔，致咳嗽痰血，血經[?]後[?]胸背虛，虛氣上衝，從本陰益清法

料豆衣　丹皮　原麥冬　紫菀
炙桑皮　麥冬　炙知母　枇杷葉露
生苡仁　鮮石斛　川貝母
加馬兜鈴　叭杏仁去皮尖
右　形虛傷肺，咳痰不清，舌乾氣促
料豆衣　麥冬　紫菀　枇杷葉
炙桑皮　川貝母　苦杏仁
生苡仁　炙知母　蒸百部
右　咳經兩月，咳逆痰紅，肺虛所致

料豆衣　茯苓　沙参　以[illegible]尾

炙桑皮　丹皮　麦冬　茜草

生苡仁　丹参　川贝母

左　胃陽络血之经已止，欬嗽痰稠色黄，肺胃蕴热

楚之　鲜石斛

黑料豆　麦冬　川贝母　黑山栀

炙桑皮　元参　紫菀　枇杷叶

生苡仁　炙知母　沙参

丹皮

左　素質陰虛血從內生血灼于肺咯血及後衛血欲

救肺等乘腐之誤收□口從清金法以杜血傳

料皇术　丹皮　紫菀　枇杷葉

桑白皮　麥冬　以杏仁代

生苡仁　川貝母　霍石斛

左　陰虛肺燥清肅無權咳嗽[illegible][illegible]喉嚨作癢從

輕清肺胃法

料皇术　丹皮　麥冬　紫菀

桑白皮　炙杏霜　生鮮石斛　霍石斛

生苡仁（一兩炒）　川貝母　（馬兜鈴）
枇杷葉

左　陰虛肺熱欬痰色烏
料豆衣　丹皮　川貝母　杏仁
炙桑皮　麥冬　炙知母　枇杷葉
生苡仁　（石決明）　紫菀

左　失血之後陰虛肺熱欬嗽不已欬甚痰內常紅胸
煩作熱陰虛陰傷宜法
料豆衣　（石決明）　麥冬　杏仁

桑白皮　沙参　川贝母　枇杷叶
生苡仁　南沙参　紫菀
右　失血反复，血止咳嗽，左胁作痛，难向左侧卧，诊脉虚细
阴虚肺热所致
料豆衣　茯苓　杏仁　北沙参
桑白皮　丹皮　川贝母　枇杷叶
生苡仁　地骨皮　紫菀
右　失血反复后，咳嗽入夜咳甚，阴虚肺热所致
料豆衣　茯苓　川贝母　炙百部

桑皮　丹皮　紫菀　枇杷葉

生苡仁　麦冬　川貝

右　脉左虚急，右寸滑急，急为内热，热灼于肺络，红之後夜咳嗽，左卧欲咳，卷痰溢，平午後微热，从表阴虚阳浮，法以杜欲剧红又復来

料豆衣　怀山药　地骨皮　川貝

桑皮　麦冬　知母　枇杷葉

丹皮　生萆解　紫菀

右　木火刑金，金失清肅，咳痰色绿，形瘦舌绛

料豆　丹皮　川貝母　霍石斛

炙桑皮　麥冬　紫菀　枇杷葉

生苡仁　瓜蔞霜　冬瓜子

左　欬嗽脈減脈右寸急未靜陰虛肺熱為患

料豆　丹皮　川貝母　款冬花

炙桑皮　麥冬　紫菀　霍石斛

生苡仁　南沙參　冬瓜子　懷山藥

枇杷葉

左　失血反復血去陰虧肺失清肅欬嗽不已潮熱出

肝胸背脉痛從苦降清肅法

料豆衣　丹皮　紫菀　枇杷葉

冬瓜皮　麥冬　川粟衣

生苡仁　川貝母　蒸百部

加瓜蔞皮　金石斛　炒山藥

又加收重丸　馬兜鈴

左胸接前法諸候俱減暴欬欲出痰多如膿胸肩

不暢寐仍盜汗陰虛脈弱伏出

料豆衣　瓜蔞皮仁　川貝母　馬兜鈴

桑果皮　沙參　紫菀　枇杷葉

丹皮　麦冬　川貝

右　素有遺泄腎陰虧損加之陰〻虚〻陽升上逆肺

〻欬延久欬甚痰紅右脇〻引痛〻氣促不能轉側〻

料豆衣　茯神　麦冬　款冬花

桑果皮　丹皮　川貝母　枇杷葉

生苡仁　原麦皮　川貝

加紫菀　地骨皮

右　吐血之後欬嗽〻氣促臟寒作燒肺虚所干防暴

湯

料豆衣　丹皮　知母　蝉衣

桑白皮　麦冬　川貝母　枇杷葉

生苡仁　沙參　紫菀

左　久欬不已午後潮熱形瘦色瘁脾肺陰傷虛損之候

南沙參　炙桑皮　川貝母　地骨皮

懷山藥　生苡仁　紫菀

茯苓　丹皮　款冬花

右　失血後復久欬潮熱形瘦側卧偏右虛勞內損已成

高明早治

南沙參　生苡仁　紫菀

麥冬　丹皮　地骨皮

懷山藥　川貝母　款冬花

右脉弱痔偏陰從事齡從來以柔肝々燥頸間癧核木火刑金欬痰色綠間或失紅々脉虛而細從寒涼清金法以杜延入怯途

南沙参　生苡仁　紫菀　元参

麦冬　丹皮　昆布　枇杷葉

炙桑皮　川貝母　石决明

右陰虛火炎喉痹聲啞咳欬不救々脉細々弦癆々瘵　虞

明羊角

南沙参　金石斛　炙紫菀　人中白

青蒿　炙知母　北杏仁泥

炙桑皮　川貝母　訶子

左　久欬傷陰，陰虛生邊，年後發燒，側卧于右，不力形瘦

大便解溏，脉細而數，脾肺陰傷，内損已成，高明酌之

南沙參　丹皮　川貝母　地骨皮

青蒿　茯苓　炙紫菀

枇杷葉　生苡仁　光杏仁

左　據述血經已止，欬嗽氣閉，夜不得利，側卧潮熱

從養陰益肺法

南沙參　炙知母　川杏仁　馬兜鈴

大腹皮　川貝母　蜜百部　枇杷葉

丹皮　紫菀　款冬花

茯苓

右前進清金法右脉之象見平欬亦稍減夜寐

盗汗耳鳴側卧脾肺陰傷原意加味

料豆衣　天麦冬　川貝母　馬兜鈴

懷山藥　金石斛　炙紫菀　上清枇杷膏

丹皮　炙知母　川杏仁

加生白芍　广陈皮

又　前方有案加减脉证

南沙参　北五味　川贝母　叭杏仁

天麦冬　生苡仁　紫菀　广陈皮

丹皮　炙知母　马兜铃　生白芍

怀山药

又　养阴益气润肺止欬

南沙参　北五味　紫菀

天麦冬　炙知母　马兜铃

生扁斛　川貝母　柿霜
野百合　地骨皮　枇杷膏
又加　梔子殼　海浮石　天花粉　枇杷葉露
去　枇杷膏
又　前法既效原意加味
南沙參　白及　馬兜鈴　枇杷葉
天麥冬　五味子　海浮石　柿霜
生石斛　天知母　天花粉　梔子殼
野百合　川貝母　懷山藥

右　脉來而數濡形灼陰虧虚肺熱欬久不已鼻

經絡血不得潤喉嚨作痛防延損

南沙參　丹皮　叭杏仁

麥冬　川貝母　甘草

桑白皮　北沙參　地骨皮

生苡仁

右　陰虚肺燥

南沙參　生苡仁　天花粉　叭杏仁

天冬　丹皮　川貝母　金鈴子

灰麥霜　沙參　紫菀　枳殼　枇杷葉

左　養陰止欬，以枇杷入損，慎之。

南沙參　生苡仁　紫菀

麥冬　丹皮　光杏仁

桑白皮　川貝母　地骨皮

左　脉虛而細，細屬陰虧，虧生熱，熱迫血溢，血止欬枚

下午內熱，脉穿痛陽，從養陰輕清法，以枇杷入損。

南沙參　生苡仁　光杏仁

麥冬　川貝母　金石斛

桑皮　紫菀　枇杷葉

丹皮

左 養陰潤肺扶土生金

野料豆 南沙參 川貝母

丹皮 麥冬 紫菀

茯神 炙桑皮 光杏仁

懷山藥 地骨皮

左 前方服廿帖後換服此方

野料豆 南沙參 生苡仁 蒸百部

丹皮 麥冬 川貝母 冬貝陳皮

懷山藥 炙桑皮 炙紫菀

左　脉左細急右部虚急久欬傷陰陰虚潮熱聲嘶

關外肌肉消瘦脾肺兩損　尚可早治

黑料豆　南沙參　川貝母

丹皮　麦冬　紫菀

橘白　茯苓皮　甜杏仁

地骨皮　加百合　玉竹

左　脉右虚數久欬傷陰陰虚肺燥燥邪下注肛生

痔漏手心發燒形瘦出汗子病及母脾元又虧作加

之味腹鳴作痛從來陰培土法以杜延入損途

野料豆　南沙參　川貝母

茯神　麥冬　紫菀

丹皮　炙桑皮　苡米仁

懷山藥　炒扁豆　枸杞子

加土炒甘草　炒白芍　建蓮肉

右咳嗽已減肺氣受虧

野料豆　北沙參　川貝母

茯神　麥冬　炙知母

丹皮　玉竹　苡米仁

除山藥

右脉左弱右細，素有鼻衄，肝肺之陰虧，嗆咳側卧難轉不行，午後寒熱，勞損之症，宜用早治。

野料豆　麥冬　川貝母　款冬花

除山藥　桑皮　紫菀

南沙參　地骨皮　川東仁

右據述病情，久嗽傷肺之氣，肺虧氣餒，無力卧少仟，使再從前陰益之氣，待過冬至一陽來復，不復加何，乃吉。

野料豆　南沙参　百合　紫菀
丹皮　麦冬　玉竹　枇杷叶
茯苓　五味子　川贝母
怀山药
右　欬嗽渐减脉右寸急未静阴虚肺逆为患
野料豆　南沙参　生苡仁　北杏仁
丹皮　麦冬　川贝母　款冬花
怀山药　炙桑皮　紫菀　金石斛
枇杷叶

左　據述病情陰虛肝血欲敝延久神疲肢瘦午後
關血恐其陰已欲傷
野料豆　四　南沙參　三　紫菀　上　地骨皮　上
丹皮　上　麥冬　芯　蜜炙　上
懷山藥　上　川貝母　上　款冬花　上

左　久欬傷陰陰虛火升喉癢作痛日晡潮熱脈小胃
偏將欬甚氣急脈左弦急右部虛急陰已
欲傷以壯水法
野料豆　南沙參　上　杏仁　紫菀

丹皮　麥冬　地骨皮　以上貫下

怀山藥　吳果皮　川貝母　人中白

右　據述氣急脇痛已愈欬減未罷尔也汗出後清

養肺胃法

野料豆　金石斛　川貝母

茯苓　吳果皮　紫菀

丹皮　生苡仁　以上貫下

怀山藥

右　右手脈伏如無久欬不已失血而後潮熱並側

卧形瘦色瘁目胞浮腫子病及母内損之癥　高明早治

鮮料豆　南山查　川貝母　竹茹佩蘭

懷山藥　麦冬　紫菀

丹皮　生苡仁　以木瓜

右養陰益之劑

鮮料豆　南山查　川貝母　款冬花

茯苓　麦冬　橘紅衣　炙草

丹皮　鮮石斛　以東瓜

懷山藥

右 太陰溼滯

野料豆四錢　南沙參三錢　炙知母八分

茯神三錢　青蒿二錢　炙桑皮一錢

丹皮一錢　生石斛三錢　元參二錢

懷山藥三錢

加天花粉三錢　川貝母二錢

右 木火刑金　肺失清肅　咯血反復　欲久胸悶氣喘　艱于

接續側臥　脈數舌紅　脈象虛細而弱　怯損之候　宜商酌之

野料豆　北沙參　炙知母　地骨皮

茯神　麦冬　紫苑　枸杞膏

丹皮　川贝母　款冬花

右据述虚损而致神倦作咳，便解目眩，胸闷汗多作

痛，阴骨恍々变，拟方以候　高明酌之

野料豆　南沙参　玉竹

丹皮　麦冬　川贝母

茯神　百合　紫苑

怀山药

右脉左细急，右虚急，久咳伤阴，阴虚阳亢，鼓声苍侧卧

肌肉消瘦脾肺兩損 當以酌之

黑料豆 麥冬 光杏仁 加玉竹

懷山藥 川貝母 炙桑皮 百合

南沙參 紫菀 地骨皮 川石斛

右脈左弦右細數有鼻衄肝肺陰虛欬嗽側臥經信

不行午後寒熱勞損之候 當前早治

黑料豆 麥冬 北沙苑 枸杞根

懷山藥 炙桑皮 光杏仁

南沙參 川貝母 款冬花

右據述失血反復久欬不已痰沫常腥氣促側卧忪
有時偏畧赧背作惡寒食入不運肝脾陰傷怯損
之附煎方　二高麗明參一
野料豆　秋石水炒西黨參　川貝母　飴糖
懷山藥　西洋參　北沙參　紅棗
丹皮　麦冬　炒扁豆
右脉數經傳失血久欬喉間聲啞側卧接之見症
怯損未傳　宜及早治
野料豆　南沙參　川貝母　阿膠

丹皮　青皮　紫菀　加百合

橘白　五味子　川杏仁　玉竹